图文观览——针灸

王富春　周　丹　主编

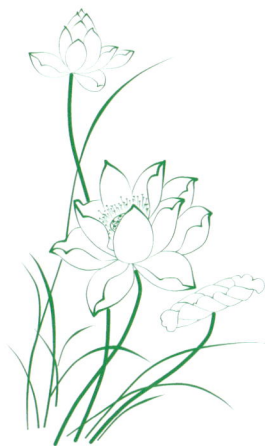

全国百佳图书出版单位

中国中医药出版社

·北　京·

图书在版编目（CIP）数据

图文观览. 针灸 / 王富春，周丹主编. -- 北京：
中国中医药出版社，2025. 5
ISBN 978-7-5132-9301-3

Ⅰ. R2

中国国家版本馆 CIP 数据核字第 2025HU9663 号

中国中医药出版社出版

北京经济技术开发区科创十三街 31 号院二区 8 号楼
邮政编码　100176
传真　010-64405721
廊坊市佳艺印务有限公司印刷
各地新华书店经销

开本 710×1000　1/16　印张 9.25　字数 128 千字
2025 年 5 月第 1 版　2025 年 5 月第 1 次印刷
书号　ISBN 978-7-5132-9301-3

定价　59.00 元
网址　www.cptcm.com

服 务 热 线　010-64405510
购 书 热 线　010-89535836
维 权 打 假　010-64405753

微信服务号　**zgzyycbs**
微商城网址　**https://kdt.im/LIdUGr**
官 方 微 博　**http://e.weibo.com/cptcm**
天猫旗舰店网址　**https://zgzyycbs.tmall.com**

如有印装质量问题请与本社出版部联系（010-64405510）

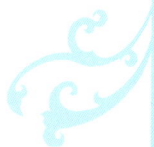

《图文观览——针灸》
编委会

主　编　王富春　周　丹

副主编　刘晓娜　单纯筱

编　委（以姓氏笔画为序）

马　鋆　王学东　石云舟　李　冰

余召民　张琼帅　陈　路　郁　傲

梁　颜　蒋海琳　詹旭晖　薛　媛

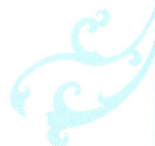

编写说明

　　荒宇始初，万物蒙苏。上古之人，穴于天穹地庐，曝之烈日，寒之暴雨，侵之肌腠。病以痛甚，故以尖石为器，点己痛所，缓之。观文览籍，察古之外治，常弘宣针砭，以通经络、调阴阳、扶正气、祛病邪。针者，逐疾于锐尖，盘龙于尾末。其启于战国，承于晋唐，荣于宋金，盛于明，兴于今。吾辈汇古圣今贤，纳前人之箸，融今人之法。图绘其文，文释其图，著述此书。待以时日，彰旷古针法之深妙，固华夏医魂之精奇。

　　兹以七部诠著此书，曰针灸起源、经络腧穴、针灸技法、针灸典籍、针灸教育、针灸流派、针灸交流。

　　本书主要读者对象是所有中医针灸临床工作者，以及喜爱中医针灸的各界朋友。

编委会

2025 年 3 月

目　录

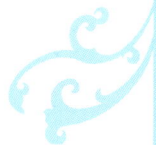

一、针灸起源 001

1. 东方砭石初成针 002
2. 骨针运用见雏形 004
3. 冶炼制针大飞跃 005
4. 九针各异有所长 006
5. 历代九针勤发展 007
6. 钻木取火始现灸 008
7. 帛书出土论经脉 009

二、经络腧穴 011

1. 汉简《脉书》谈经络 012
2. 经脉漆雕见循行 013
3. 《灵枢》针经明精髓 014
4. 骨度指寸分明辨 015
5. 三人明堂功甚伟 016
6. 针灸铜人览精细 017
7. 山水自然话穴名 019
8. 以痛为腧成阿是 020
9. 补虚泻实调阴阳 022

10. 子午流注天人合 ⋯⋯⋯⋯⋯⋯⋯⋯⋯⋯⋯⋯⋯⋯⋯⋯ 023

三、针灸技法　　　　025

1. 毫针进针有千秋 ⋯⋯⋯⋯⋯⋯⋯⋯⋯⋯⋯⋯⋯⋯⋯⋯ 026
2. 毫针刺激有强弱 ⋯⋯⋯⋯⋯⋯⋯⋯⋯⋯⋯⋯⋯⋯⋯⋯ 028
3. 针刺得气最重要 ⋯⋯⋯⋯⋯⋯⋯⋯⋯⋯⋯⋯⋯⋯⋯⋯ 030
4. 针刺治疗有禁忌 ⋯⋯⋯⋯⋯⋯⋯⋯⋯⋯⋯⋯⋯⋯⋯⋯ 032
5. 飞经走气过关节 ⋯⋯⋯⋯⋯⋯⋯⋯⋯⋯⋯⋯⋯⋯⋯⋯ 034
6. 治病八法通古今 ⋯⋯⋯⋯⋯⋯⋯⋯⋯⋯⋯⋯⋯⋯⋯⋯ 035
7. 悬灸温经散寒湿 ⋯⋯⋯⋯⋯⋯⋯⋯⋯⋯⋯⋯⋯⋯⋯⋯ 036
8. 药灸同用效更佳 ⋯⋯⋯⋯⋯⋯⋯⋯⋯⋯⋯⋯⋯⋯⋯⋯ 038
9. 直接灸法延年寿 ⋯⋯⋯⋯⋯⋯⋯⋯⋯⋯⋯⋯⋯⋯⋯⋯ 039
10. 灯火灸法民间传 ⋯⋯⋯⋯⋯⋯⋯⋯⋯⋯⋯⋯⋯⋯⋯⋯ 041
11. 温针通经行气血 ⋯⋯⋯⋯⋯⋯⋯⋯⋯⋯⋯⋯⋯⋯⋯⋯ 042
12. 刮痧清热疏经络 ⋯⋯⋯⋯⋯⋯⋯⋯⋯⋯⋯⋯⋯⋯⋯⋯ 044
13. 火罐疗法逐寒湿 ⋯⋯⋯⋯⋯⋯⋯⋯⋯⋯⋯⋯⋯⋯⋯⋯ 046
14. 药水煮罐有奇效 ⋯⋯⋯⋯⋯⋯⋯⋯⋯⋯⋯⋯⋯⋯⋯⋯ 048
15. 简便效佳抽气罐 ⋯⋯⋯⋯⋯⋯⋯⋯⋯⋯⋯⋯⋯⋯⋯⋯ 050
16. 刺络放血起沉疴 ⋯⋯⋯⋯⋯⋯⋯⋯⋯⋯⋯⋯⋯⋯⋯⋯ 051
17. 小小耳针显奇能 ⋯⋯⋯⋯⋯⋯⋯⋯⋯⋯⋯⋯⋯⋯⋯⋯ 053
18. 扁鹊头针救太子 ⋯⋯⋯⋯⋯⋯⋯⋯⋯⋯⋯⋯⋯⋯⋯⋯ 055
19. 穴位敷贴妙防治 ⋯⋯⋯⋯⋯⋯⋯⋯⋯⋯⋯⋯⋯⋯⋯⋯ 056

四、针灸典籍　　　　059

1. 轩辕黄帝与《内经》 ⋯⋯⋯⋯⋯⋯⋯⋯⋯⋯⋯⋯⋯⋯ 060
2. 黄帝明堂阐腧穴 ⋯⋯⋯⋯⋯⋯⋯⋯⋯⋯⋯⋯⋯⋯⋯⋯ 062
3. 问对答疑成《难经》 ⋯⋯⋯⋯⋯⋯⋯⋯⋯⋯⋯⋯⋯⋯ 063
4. 皇甫谧著《针灸甲乙经》 ⋯⋯⋯⋯⋯⋯⋯⋯⋯⋯⋯⋯ 065

5. 甄权孝母著《针经》 ┈┈┈┈┈┈┈ 067

6. 针药并重《资生经》 ┈┈┈┈┈┈┈ 069

7. 《针经指南》载歌赋 ┈┈┈┈┈┈┈ 070

8. 滑寿再论《十四经》 ┈┈┈┈┈┈┈ 071

9. 时珍《奇经八脉考》 ┈┈┈┈┈┈┈ 072

10.《针灸大成》广流传 ┈┈┈┈┈┈┈ 075

五、针灸教育 077

1. 针灸教育起师承 ┈┈┈┈┈┈┈┈┈ 078

2. 十大弟子拜扁鹊 ┈┈┈┈┈┈┈┈┈ 080

3. 涪翁师徒传佳话 ┈┈┈┈┈┈┈┈┈ 082

4. 华佗收徒传针术 ┈┈┈┈┈┈┈┈┈ 084

5. 徐氏家学重传承 ┈┈┈┈┈┈┈┈┈ 086

6. 见贤思齐叶天士 ┈┈┈┈┈┈┈┈┈ 087

六、针灸流派 089

1. 经学代表杨上善 ┈┈┈┈┈┈┈┈┈ 090

2. 次注《素问》传经学 ┈┈┈┈┈┈┈ 091

3. 经穴考订王惟一 ┈┈┈┈┈┈┈┈┈ 092

4. 穴法代表王叔和 ┈┈┈┈┈┈┈┈┈ 094

5. 徐凤代表手针派 ┈┈┈┈┈┈┈┈┈ 095

6. 重针太师窦汉卿 ┈┈┈┈┈┈┈┈┈ 096

7. 唐代王焘重艾灸 ┈┈┈┈┈┈┈┈┈ 097

8. 女医鲍姑擅灸疗 ┈┈┈┈┈┈┈┈┈ 099

9. 医家仲景擅治热 ┈┈┈┈┈┈┈┈┈ 100

10. 刺营出血张从正 ┈┈┈┈┈┈┈┈ 103

11. 万全儿科针灸妙 ┈┈┈┈┈┈┈┈ 104

12. 南宋自明攻妇科 ┈┈┈┈┈┈┈┈ 105

13. 明代薛己长外科 ……………………………… 106

14. 喉科针灸郑宏纲 ……………………………… 108

15. 李梴治疾独取脐 ……………………………… 109

16. 针药并用孙思邈 ……………………………… 111

17. 穴位贴敷吴师机 ……………………………… 113

18. 针灸救急属葛洪 ……………………………… 114

19. 南宋席弘誉江西 ……………………………… 116

20. 郑氏父子创流派 ……………………………… 117

21. 桂派朱琏、罗兆琚 …………………………… 118

22. 澄江学派承淡安 ……………………………… 120

23. 刺血绝学王秀珍 ……………………………… 122

24. 眼针疗法彭静山 ……………………………… 123

25. 头针疗法成流派 ……………………………… 124

26. 金针流派王乐亭 ……………………………… 128

七、针灸交流 129

1. 针灸精诚传芳邻 ……………………………… 130

2. 针灸热袭欧美域 ……………………………… 132

3. 针灸遍济普非众 ……………………………… 134

4. 针灸治病惠全球 ……………………………… 137

5. 针刺麻醉震全球 ……………………………… 139

一、针灸起源

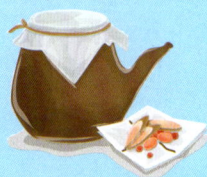

1. 东方砭石初成针

砭石（图1-1）是一种锐利的石块，主要被用来切割痈肿、排脓放血，或者用于刺激人体的穴位，从而达到治病的目的，可以说是最早的医疗工具。对此，我国的古书中也有记载，如《黄帝内经》中记载："东方之域……其病皆为痈疡，其治宜砭石。"在原始社会，人们的生存环境十分恶劣，在生产生活中逐渐发现，刺激身体的某一部位或使之流血，可以治疗部分疾病。于是经过长期的认识实践与积累，产生了用砭石治病的方法。

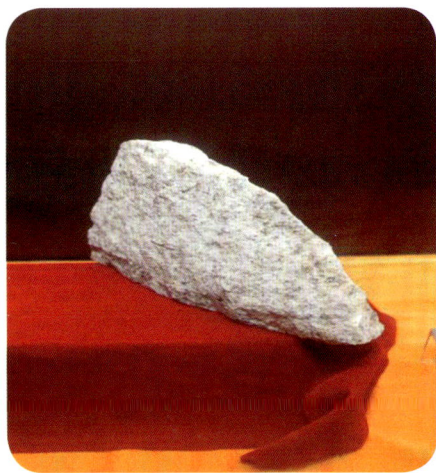

图1-1　新石器时代的砭石1

在出土的战国之前的文物中已经发现了用于医疗的砭石。1963年在内蒙古多伦旗头道洼新石器时代遗址出土了一根磨制的石针，一端有锋，呈四棱锥形状，可以用于放血；另一端扁平有刃，可以用于切开痈肿而排脓。

一般认为，用砭石治病起于新石器时代。当时人们已经掌握了打磨石器的一些技术，能够制造较为精细的石器。砭石（图1-2）的形状主要是根据

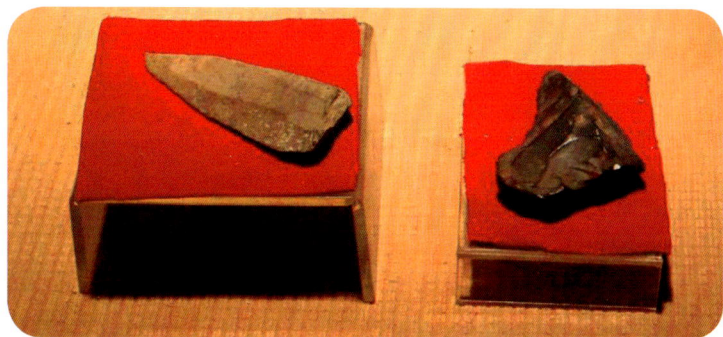

图1-2　新石器时代的砭石2

它的用途而定的：如用作穿刺的做成剑形、针形，一般称为针石；用作切割的做成刀形，一般称镵石，其形态都适用于放血刺痈。因此，砭石的使用也被很多人认为是最早的针灸疗法。

2. 骨针运用见雏形

　　随着人们生产生活的发展，用于治疗疾病的针具也在随之发展进步。古人逐渐发现动物骨骼通过石刀的削制，做成针形（图1-3），不仅可以用作生活用具，也可以用作点按、刺血等治疗方法的工具。

　　在山顶洞人遗址中，人们发现了一种一端带孔的骨针，它既可能是缝纫工具，又可能是用于破痈、放血的针具；四川巫山大溪文化遗址出土两枚新石器时期骨针，二者皆尖端锐利，针体光滑，尾部无孔；山东平阴县商周遗址中出土的骨针，锐端尖如圆锥，钝端状如卵圆。这些发现都证明了骨针（图1-4）在当时的广泛应用。

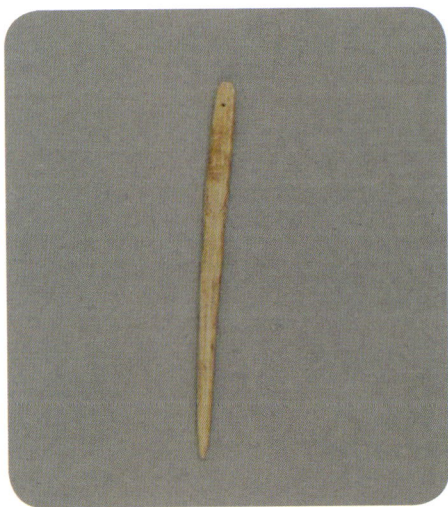

图1-3　新石器时期骨针1

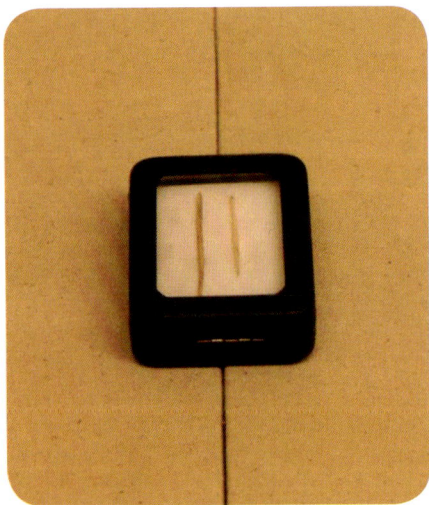

图1-4　新石器时期骨针2

3. 冶炼制针大飞跃

  随着冶炼技术的进步，以及金属工具的发明和运用，古人接连制造出青铜针、铁针、金银针等针刺工具。如1978年在内蒙古达拉特旗发现一枚战国时期的铜质砭针（图1-5），长4.6cm，一端为针尖，腰呈三棱形，一端为半圆形的刃。这种金属针具较为坚韧，操作更为方便灵活，易于实现复杂的操作手法，所以得到了临床上的广泛使用。

  金属针具的发明使用，是针灸工具发展史上的一次重大飞跃。

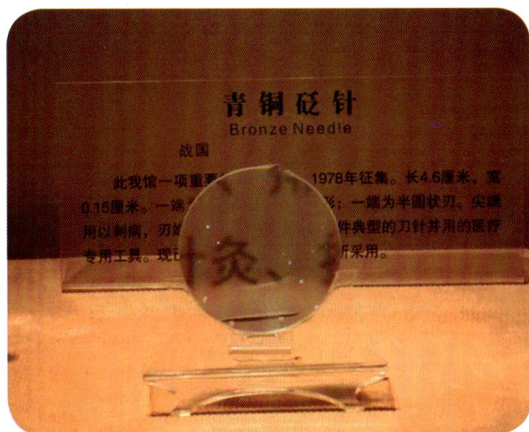

图1-5　战国时期青铜砭针

4. 九针各异有所长

　　九针是在针具发展过程中出现的九种形态和作用各异的针具。《灵枢》首篇"九针十二原"记载了九种金属针，称为"九针"，这是现存关于金属针具名称、形状与用途的最早记载。

　　九针（图1-6）即镵针、圆针、锃针、锋针、铍针、圆利针、毫针、长针和大针。其形状、用途各异，据情选用，方可去病。

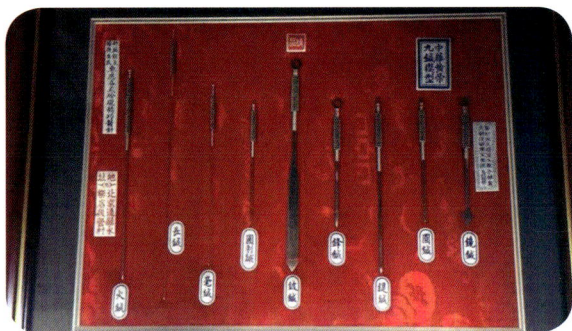

图1-6　仿古九针（苏州医疗用品有限公司制造，
中国中医科学院医史文献所监制，中国针灸博物馆藏）

　　《灵枢·九针论》指出"九针者，天地之大数也，始于一而终于九"，不难看出，先贤创制九针与中国传统哲学中的天人相应思想、数术观念密切相关。

5. 历代九针勤发展

　　随着针灸治疗病证的范围不断扩大，为了适应临床各科治疗的需要，古代医家在九针（图1-7、图1-8）的基础上，不断发展变化九针的形态，其描述各有特点，充分展现了九针在古代针灸临床中的重要作用。

　　现存古医籍中，最早是元代《针经摘英集》记载有"九针图"。

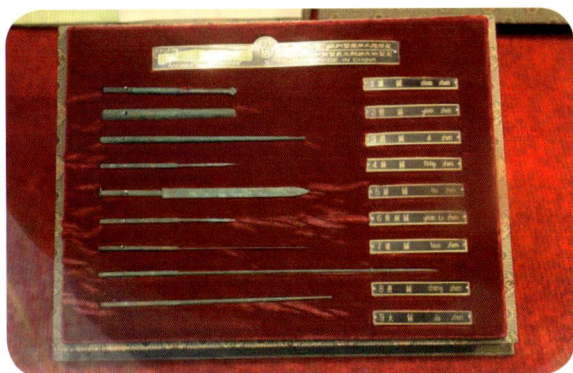

图1-7　古九针1

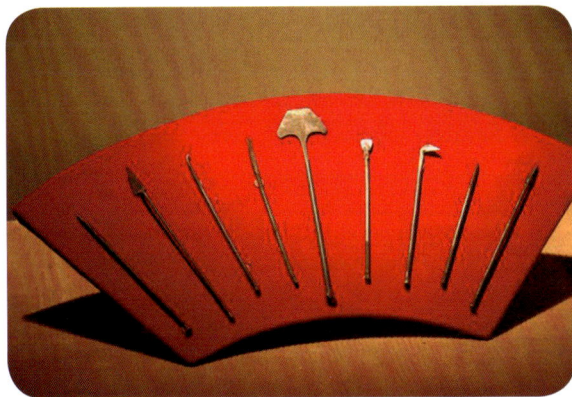

图1-8　古九针2

6. 钻木取火始现灸

灸法是随着火的发现和应用（图1-9）而萌芽的。当人类还只会用石器作为劳动工具的时候，常常会因为在野外劳作或与野兽搏斗而受伤，人类偶然发现在晚上围着篝火时不小心被火焰碰到后，之前的伤口得以愈合，于是聪明的人类就用树枝点了火进行熏烤疗伤，因而得到了用火烧灼可以治疗疾病的启示，灸法就这样自然地产生了。

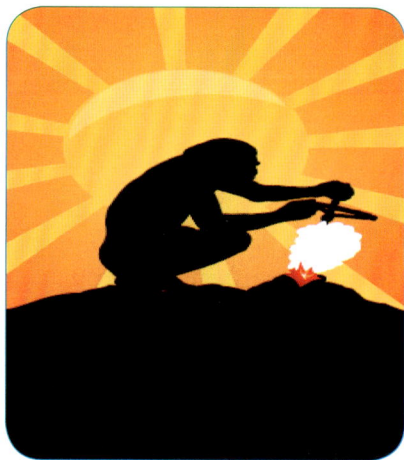

图1-9 钻木取火图

"灸"字的甲骨文写法，像很多"火"在一个人形周围。"灸"字的意思就是用火持久地熏烤，所以对于患者来说灸疗是非常需要耐心的，所谓"冰冻三尺非一日之寒"，"病去如抽丝"，持续温和的疗法才是对身体最好的。

7. 帛书出土论经脉

20世纪70年代，湖南马王堆汉墓被发现，从中发掘出的文化遗产震惊了全世界。该墓葬的年代是汉文帝十二年（公元前168年）。字体有篆、隶之分。篆书抄写于汉高祖十一年（公元前196年）左右，隶书约抄写于汉文帝初年。

长沙马王堆三号墓出土的帛书共有28种，共计十二万余字，均破损严重。其中记载了足臂十一脉灸经和阴阳十一脉灸经，是迄今发现最早的、较全面记载了人体十一条经脉循行路线及所主疾病的著作。

总体而言，马王堆帛书的出土为学者苦苦寻觅的针灸经络的发展源头，揭开了一层神秘的面纱，但由于当时尚处于经验积累、规律探索的阶段，各种经脉学说之间尚存在较大不同，经脉理论尚属于形成的初期。

二、经络腧穴

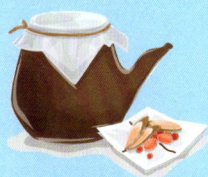

1. 汉简《脉书》谈经络

1983 年 12 月至 1984 年 1 月，我国的考古工作者在湖北江陵清理了张家山二四七号汉墓。此次共出土了 8 部竹简，均为汉代典籍，其中有一部就是《脉书》。

在中医学的传承中，《脉书》被认为是《黄帝内经》中《灵枢·经脉》的一种祖本，全部竹简共有 2028 字，约在西汉初期被抄写在了 65 枚竹简上。根据书中所载内容，全书可被分成五个部分。第一部分自头至足依次介绍了 67 种疾病的名称和这些疾病出现的症状；第二部分与马王堆汉墓出土的帛书《阴阳十一脉灸经》甲、乙两本内容完全相符，而且其竹简上的文字比甲本多了 332 个字，比乙本多了 122 字，这样就使《阴阳十一脉灸经》在更大程度上得到了复原；第三部分与马王堆出土的另一部帛书《阴阳脉死候》基本相同，并且多出 69 个字；第四部分用四言韵体描述人体骨、筋、血、脉、肉等组织的生理功能和发病时的证候特征；第五部分则与马王堆出土的帛书《脉法》基本相同，并且多出 124 个字，在很大程度上弥补了帛书的缺文部分。

《足臂十一脉灸经》《阴阳十一脉灸经》和《脉书》的出土证实了经络理论早在汉代已经形成体系。

2. 经脉漆雕见循行

1993 年春，在四川省绵阳市永兴镇双包山发掘的 2 号西汉木椁大墓后室中出土了一件涂有黑色重漆的小型木质人，其上有红色漆线绘成的类似针灸经脉的循行路径，但并没有文字及穴位位置的标记。这些遍布于全身的经脉循行路径，在黑漆的烘托下格外清晰分明。经考证辨识，这些红色线条就是人体经脉，共 10 条，第一次出现了手厥阴脉和督脉。这是我国迄今为止对人体体表经脉分布原始形态最直观、最形象的展示，也是在世界上发现最早的标有经脉流注的木质人体模型。此墓被认为其时代应在汉武帝之前，可能相当汉文帝与景帝时期。出土的这具针灸木人不仅是中国医学历史上最古老的针灸经脉教学模具，也在很大程度上弥补和丰富了中国古代经脉学说中前所未见的内容。

3.《灵枢》针经明精髓

距今约 2500 年前，中国诞生了第一部医学典籍——《黄帝内经》，其包括《灵枢》和《素问》两部分。其中的《灵枢》对人体的经络进行了详细的描述，故《灵枢》又被称为《针经》。

《灵枢》对经络的认识是从大量的临床观察中得来的。《灵枢·经脉》集中论述了十二经脉的循行、主病等详细内容，可以说这时的经络理论体系已较为完整。《灵枢》创立的针灸理论体系和针法原理，一直被作为针灸的核心理论，始终指导着针灸临床实践，该书及相关著作（图 2-1）如今仍然具有重要的研究价值和实用价值，成为学习针灸必读的经典著作。

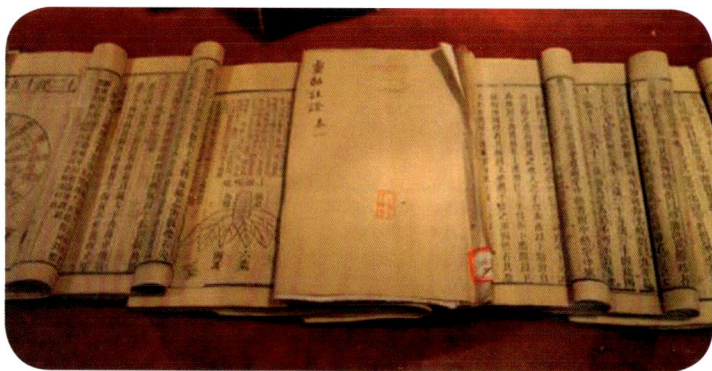

图2-1 《灵枢注释》

4. 骨度指寸分明辨

骨度分寸法〔图2-2〕是以人体的骨节为主要标志，测量周身各部的大小、长短，并依其比例折算尺寸作为定穴标准的方法。不论男女、老少、高矮、肥瘦都是一样。如腕横纹至肘横纹作十二寸，也就是将这段距离划成十二个等份，取穴就以它作为折算的标准。现在临床常用的有中指同身寸、拇指寸和一夫法等。

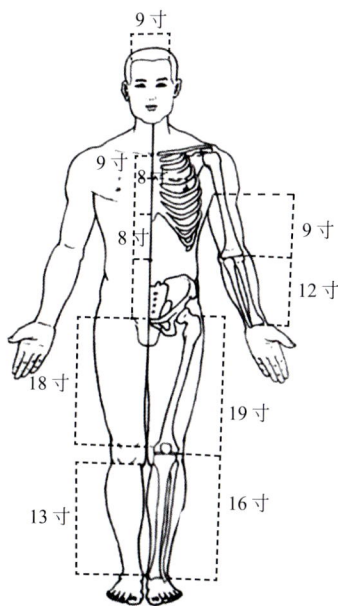

图2-2　人体骨度分寸图

指寸法是以本人手指折定分寸作为丈量单位取穴位的方法。《备急千金要方》中记载："人有老少，体有长短，肤有肥瘦。"因此，以指寸法取穴不能一概而论，需要仔细考量。男左女右，手指上第一节为一寸，手大拇指第一节横度为一寸。

5.三人明堂功甚伟

"明堂"本来是指王者布政之堂，汉代明堂的布局为十二所，而汉代人体的四肢孔穴已经分为十二经，各经之间以及每一经穴之间也都依照一定次序流注。这样"明堂"就成为针灸孔穴的代名词。

唐代孙思邈（图2-3）的三人明堂图最为有名。传统的明堂图是指全身腧穴总图，一般为正人、伏人、侧人三人明堂图，故这一时期的明堂图也称作"偃侧图"。孙思邈所绘图系彩绘，而且所用色彩与相应经脉的五行属性相对应。绘图的尺寸采用正常人大小的一半高度按比例绘制。孙思邈绘制的原图没有流传下来，今天已经很难精确考察其腧穴定位的详情，然而从传世不同版本的"三人明堂图"的腧穴排列次序中依然能获得一些重要信息。另外，孙思邈的三人明堂图与唐以前明堂图一样，只是四肢的腧穴按经排列，其他部位腧穴不按经排列，也就是说此时的明堂图中还没有出现完整的连接十二经或十四经穴的经穴连线。

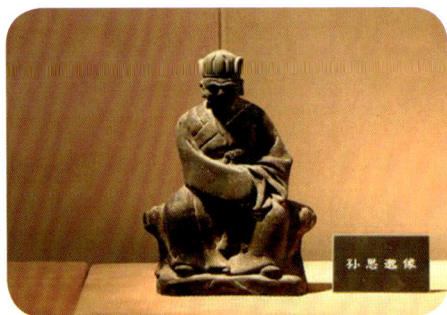

图2-3　孙思邈像

6. 针灸铜人览精细

针灸铜人（图2-4）是中国古代医家发明的供针灸教学用、以青铜浇铸而成的人体经络腧穴模型。针灸铜人是中国传统医学史上的稀世奇珍，对中国医学的发展起到了举足轻重的作用。其制作始于北宋天圣年间，明清及现代均有制作。

北宋针灸铜人为北宋天圣五年（1027），宋仁宗诏命翰林医官王惟一所制造。其高度与正常成年人相近，胸背前后两面可以开合，体内雕有脏腑器官，其表面镂有穴位，穴旁刻题穴名。同时以黄蜡封涂铜人外表的孔穴，其内注水。如取穴准确，则针入而水流出；取穴不准，则针不能刺入。

明代针灸铜人（图2-5）是明英宗诏命仿北宋铜人所重新铸造的，于正统八年（1443）制成。北宋铜人原件后因被遗弃而下落不明。此外，明嘉靖年间针

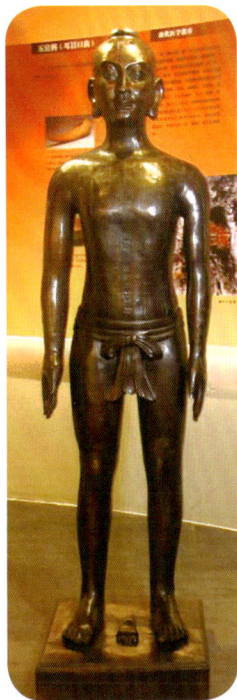

图2-4　仿铜人

灸学家高武也曾铸造男、女、儿童形状的针灸铜人各一具。现故宫博物院收藏一具明代铜人（图2-6），高89cm，男童形状。清代针灸铜人是乾隆七年（1742），清政府令吴谦等人编撰《医宗金鉴》，为鼓励主编者，曾铸若干具小型针灸铜人作为奖品。现在上海中医药大学医史博物馆藏有其中一具，系女性形状，高46cm、实心，表面有经络腧穴。中国历史博物馆亦藏有一具针灸铜人，高178cm，为晚清制造。现代仿铸针灸铜人是南京医学院和中国中医研究院（即今中国中医科学院）医史文献研究所合作，于1978年研制

的仿宋针灸铜人，现存中国中医科学院医史文献研究所。整个铜人是用青铜冶炼浇铸而成，胸背前后两面可以开合，打开后可见浮雕式脏腑器官，闭合后则全身浑然一体，高172.5cm，重210kg。

此外，现在也有一些依靠现代科技制作的铜人，广泛应用于针灸教学。

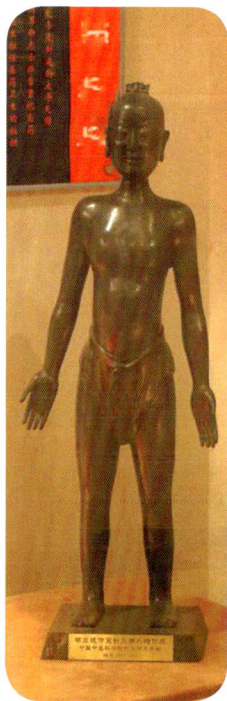

图2-5　明代铜人

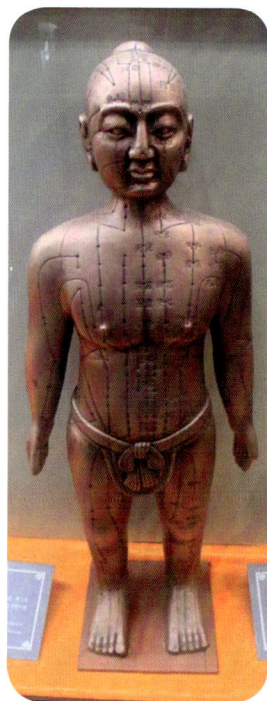

图2-6　明正统仿宋针灸铜人

7. 山水自然话穴名

　　中国传统文化博大精深，从腧穴的命名就可窥见一斑。很多穴位的名字既形象生动，又体现了古人将功能与文采结合的取名手法。腧穴各有一定的部位和命名，腧穴的名称大多有一定意义（图2-7）。

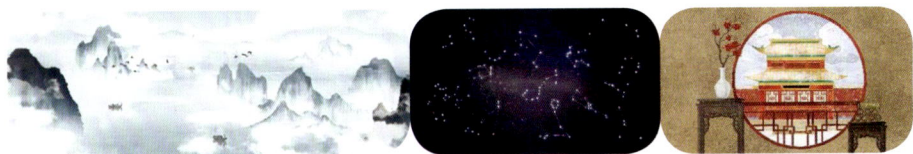

图2-7　山水、星辰、建筑图

　　中国的古人认为天地和人体是相应的，所以自然天地之间有什么，人体上也应该就有什么。

　　很多穴位的名字是根据自然界天体和地貌的名称而命名的。有以日月星辰而命名的，如日月、上星、璇玑、华盖、太乙、太白、天枢等穴。也有按地理名称结合腧穴的形象而命名：以山、陵、丘、墟作比，如承山、大陵、梁丘、丘墟等；以溪、谷、沟、渎作比，如后溪、合谷、水沟等；以海、泽、池、泉、渠、渊来比喻流注，如少海、尺泽、太渊等；以街、道、冲、处、市、廊比喻腧穴的通路或住所，如气街、水道、步廊等。

　　以自然界中的动植物来命名，如鸠尾、伏兔、鹤顶、犊鼻、攒竹、禾髎等。

　　以建筑物作比而命名，如天井、玉堂、内关、曲垣、库房、天窗等。

　　还有以腧穴的部位和功能来命名，如腕骨、心俞、听会、血海、神堂等。

8. 以痛为腧成阿是

阿是穴（图 2-8），又被称作不定穴、天应穴和压痛点，一般在身体病变的附近，也可在与其距离较远的部位，没有固定的位置和名称，即人们常说的"有痛便是穴"。相传在古时有中医为患者治病，但一直不得其法，有一次无意中按到某处，患者的痛症得到舒缓，于是医者在该处周围摸索，患者呼喊："啊……是这里，是这里了。"医者在该处加以针灸，果然使病情转好。于是医者把这一个特别的穴位命名为"阿是穴"。唐代孙思邈（图 2-9）《备急千金要方》里就有提及。用针之时未必一定要扎在穴位上，若扎在合适的地方，能够达到效果就可以。这些特殊的痛点就称为"阿是穴"。

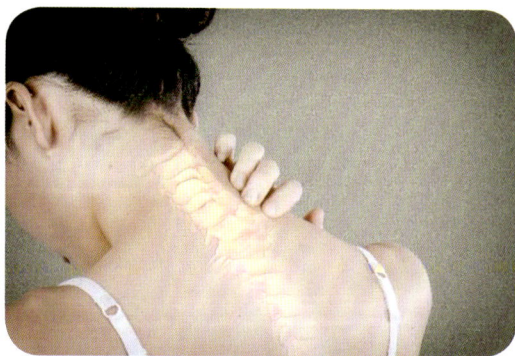

图2-8　阿是穴

有学者认为阿是穴可能是腧穴的初始阶段，现在的十四经穴和经外奇穴很可能是由阿是穴经过长期的临床实践和归纳总结发展而来的。也有学者认为阿是穴是最原始的针灸取穴法则，在砭针时代曾是取穴方法的主导。在针灸理论形成的早期，腧穴并没有定位，也没有名称，经过古人长期的实践、经验积累、归纳总结，逐渐认识到人体表面某一部位与疾病的发生及治疗存

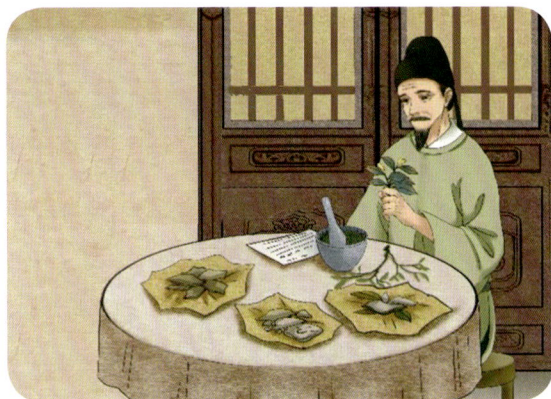

图2-9　孙思邈画像

在一定的联系，特别是通过对体表一些痛处进行按压、针刺或热熏，可产生令人惊奇的显著疗效，这引起了人们格外的关注。经过长期的观察和经验积累，这些部位逐渐以腧穴的形式被记录流传下来。

9. 补虚泻实调阴阳

在长期的针灸临床实践中，医家渐渐总结出一系列针刺操作手法，补泻为其中最常用的一类手法。补法是泛指能鼓舞人体正气，使低下的功能恢复旺盛的方法。泻法是泛指能疏泄病邪使亢进的功能恢复正常的方法。针刺补泻就是通过针刺腧穴，采用适当的手法激发经气以补益正气，疏泄病邪而调节人体脏腑经络功能，促使阴阳平衡而恢复健康。

《灵枢》中就有对补泻基本原则和操作的论述，最为常用的补泻手法为提插补泻（图2-10）和捻转补泻，但补泻手法还包括迎随补泻、开阖补泻、呼吸补泻等多种方法。合理恰当地运用补泻手法是提高针灸临床疗效的关键，也是衡量医生针刺水平高低的重要标志。

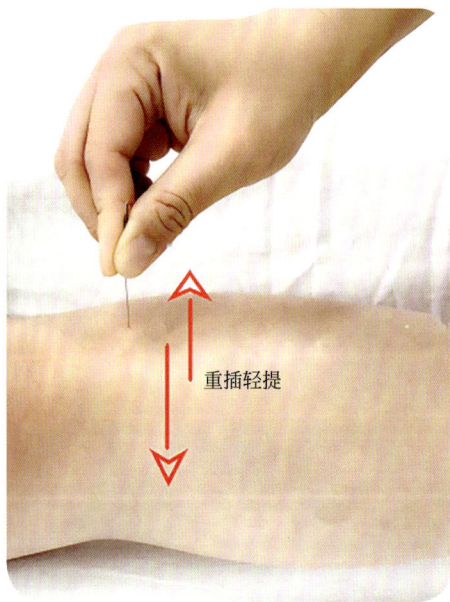

重插轻提

图2-10 提插补泻

10. 子午流注天人合

子午流注针法是我国劳动人民和医学家通过长期观察时间、气候变化对人体气血的影响，积累经验而创造出来的一种针法。子午，即时相变化；流注，是指十二经脉气血流动灌注的过程。由于年、月、日、时等时间的变化，十二经脉的特定腧穴所呈现的气血盛衰情况而有所不同，根据这个原理，按时选穴进行治疗，即为子午流注针法。这一针法在我国历史悠久，是极具特色的宝贵理论之一。

子午流注针法的中心思想是天人合一。中医认为人体中十二条经脉对应着每日的十二个时辰，由于时间在变，因而经脉中的气血在不同时间也有盛衰。中医哲学主张天人合一，当人体处于疾病状态时，其治疗也要遵循人与自然相统一的原则。人体的脏腑经络与十二个时辰中的兴衰联系密切，环环相扣，十分有序。

子午流注在我国医学发展史上有其独特地位，很多中医大家在临床诊治疾病时，都以子午流注作为指导，对患者进行治疗。20 世纪 50 年代，我国著名中医专家吴棹仙还曾向毛主席敬献子午流注图。

三、针灸技法

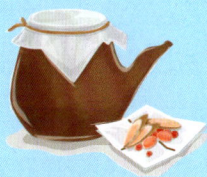

1. 毫针进针有千秋

　　毫针进针法（图3-1）是指将毫针刺入腧穴皮下的操作方法。

　　由于针刺部位不同，施用的进针手法也各异。比如，需要对躯干、四肢等部位进针时，可选择右手以拇指、食指持针，中指端抵住腧穴，指腹紧靠针身下段，将针刺入的单手进针法，这种方法具有简便、快捷、灵活的特点，多用于较短毫针的进针。对于腹部等皮肤松弛或有皱纹的部位，可用左手拇、食指将穴区皮肤撑开绷紧，右手持针从两指间刺入，这样的方法称为舒张进针法（图3-3）。而对于额头部位等皮肤浅薄部位的腧穴，可用左手拇、食指将穴区皮肤捏起，右手持针从捏起部侧面或上端刺入，这种方法称为提捏进针法（图3-4）。此外，在一些肌肉丰厚处，因需要长针深刺以加强刺激时，常采用左手拇、食两指夹持棉球，裹住针尖，直对腧穴，当左手两指下按时右手顺势将针刺入穴位的夹持进针法（图3-5）。

　　此外，在国外，用不锈钢、玻璃或塑料等材料制成针管，选平柄毫针装入针管，然后快速将针拍入穴位内，再将针管抽去，施行各种手法的管针进针法（图3-2）也颇为流行。这种方法，进针痛苦小，操作简便，特别适用于疼痛敏感的人群。

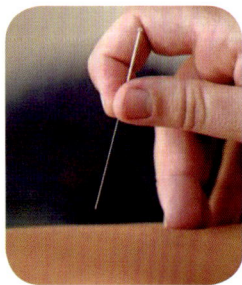

图3-1　进针

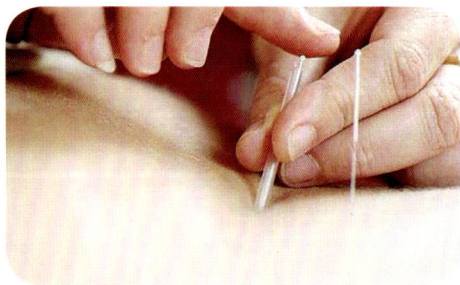

图3-2　管针进针法

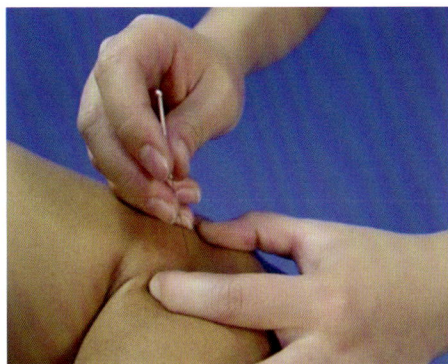

图3-3　舒张进针法

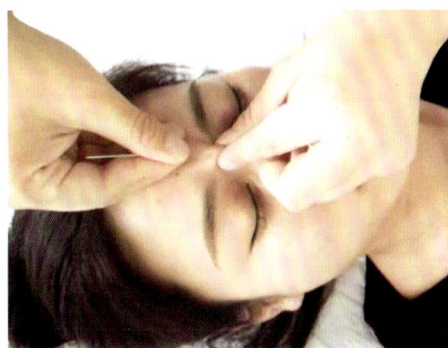

图3-4　提捏进针法

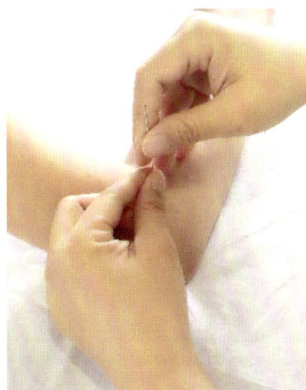

图3-5　夹持进针法

2. 毫针刺激有强弱

针刺刺激有强弱之不同，不同的行针手法（图3-6）可以产生不同的刺激强度。一般来说，手法操作幅度较大的，所产生的刺激就大；手法操作幅度小的，所产生的刺激就小。比如，提插捻转的幅度大，产生的刺激也相应的大；而提插捻转幅度小，产生的刺激也相应的小。

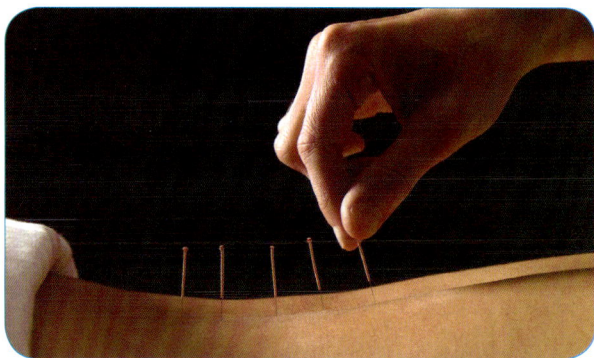

图3-6　行针

在医院，医生采用各种针刺手法，其目的均是给予患者一种良性刺激，通过不同的有效刺激使机体出现所预期的针刺效应。所以适宜而有效的刺激往往是确保和提高临床疗效的关键。然而，不同人的身体状态不同，对针刺刺激所产生的效应有所不同，所要求的刺激也有所不同。当身体状态亢进时，应给予较大的刺激，因为强刺激对亢进的功能产生抑制作用，从而缓解功能亢进状态；当机体功能低下时，需要的有效刺激相对较小，故须给予较弱的刺激，因为弱刺激对低下的功能可以产生兴奋作用，从而提高机体功能状态。比如，肝经火旺容易生气的，常常在太冲针刺行泻法；气虚体弱的，常常在关元、足三里针刺行补法。

　　此外，针刺刺激的大小并非是一成不变的，而是存在个体差异的，对刺激大小的判定会因为个体对针刺刺激强弱感觉的不同而有差别。一位患者所感受到的较轻刺激对于另一位患者来说可能是较强刺激，因此个体的针感强弱可作为刺激大小的判断标准。

3. 针刺得气最重要

得气，古称"气至"，语出《黄帝内经》（图3-7），近又称"针感"，是指毫针刺入一定深度并施以行针手法后，使针刺部位获得的经气感应。那么如何判断是否得气呢？主要取决于两方面。一方面是针刺后部位出现酸、麻、胀、痛，甚或凉、热、痒、抽搐、蚁行等感觉；另一方面是医者在针刺过程中可体会到针下沉紧、滞涩或针体颤动等感觉。若未得气，则患者无任何特殊感觉或反应，医者亦可感觉到针下空松、虚滑。

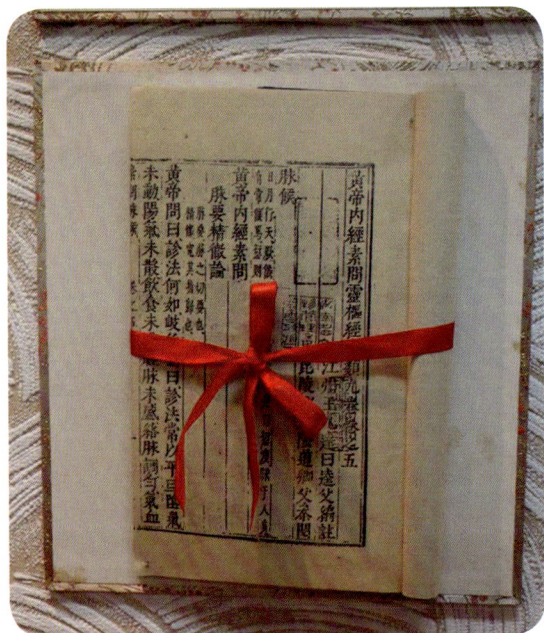

图3-7 《黄帝内经》

得气是使用针刺手法的基础。但是不得气不等同于没疗效。比如有些年纪大的患者，机体反应性差，不易得气，但不是不可以扎针，也不能认为此时扎针无用。这时可以选用灸法加以辅助，往往能取得效果。若患者机体反应性好，容易得气，则效果自然好。若患者机体敏感，看似非常容易得气，但多是因患者机体敏感而产生的感觉，若处理不当，其效果也不一定理想。

4. 针刺治疗有禁忌

　　针灸疗法和其他治疗方法一样，有其自身的适应证和禁忌证，作为中医疗法的重要组成部分，几千年来，针灸疗法在内、外、妇、儿各科均发挥着重要作用。目前，世界卫生组织认可针灸治疗的有效病种包括面神经麻痹、颈椎病、肩周炎、三叉神经痛等100余种，且治疗的病种范围还在不断扩大。既然针灸对这么多疾病治疗有效，它的禁忌证又有哪些呢？有以下几个方面须谨记（图3-8）。

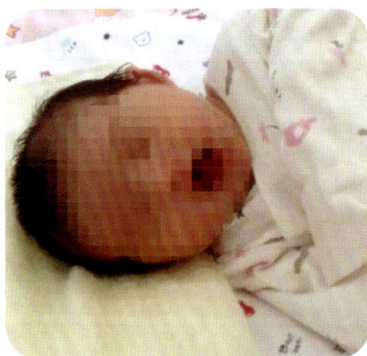

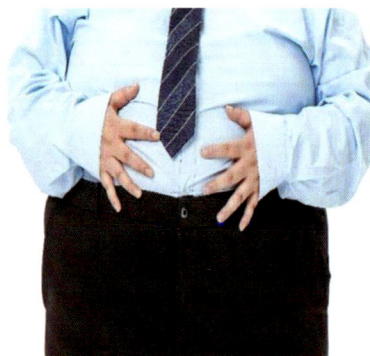

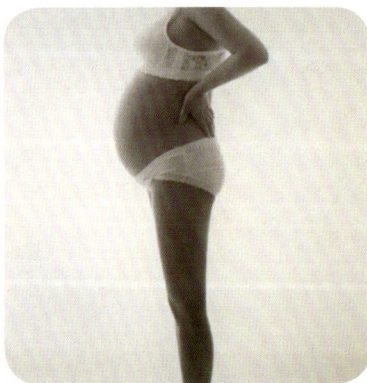

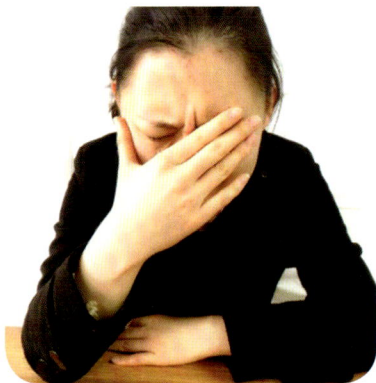

图3-8　针刺禁忌

在针刺前，患者过于饥饿、疲劳、精神过度紧张时，不宜立即进行针刺；为了胎儿免受刺激，怀孕妇女的腹部、腰骶部腧穴不宜针刺；妇女行经时，若非为了调经，亦慎用针刺；常有自发性出血或损伤后出血不止的患者，不宜针刺；皮肤有感染、溃疡、瘢痕的部位，不宜针刺；小儿囟门未闭合时，头顶腧穴不宜针刺。

5. 飞经走气过关节

　　针灸疗法历经千年的发展。从古至今，很多行之有效的针刺方法流传于世，至今仍被广泛运用。"飞经走气"四法便是其中的代表，始载于明代徐凤编著的《针灸大全》。"飞经走气"包括四种基本手法："青龙摆尾"、"白虎摇头"、"苍龟探穴"和"赤凤迎源"。在针灸过程中，医者经常发现针气感觉在人体骨节处不容易传导，而通过用一些针刺手法，能够让经气得以传导，通关过节，于是在前人的基础上，总结归纳了"青龙摆尾""白虎摇头""苍龟探穴""赤凤迎源"四种针法。"青龙摆尾"就如船夫在划船时一左一右拨动船桨一般。"白虎摇头"就如白虎在自己摇头一般。"苍龟探穴"犹如苍龟把头钻进土里，前后左右四方钻剔。"赤凤迎源"如凤凰展翅之状，一捻一放，两指展开，行飞法行气。

　　"飞经走气"四法均属通经接气之法，不仅能催发针气，而且有助于针气传导，通关活络，以促使针感通经过关而达病所。如今，"飞经走气"四法被广泛应用于肩周炎、网球肘、膝关节炎等疾病的治疗中，并常常能取得显著疗效。

6. 治病八法通古今

　　治病八法始载于《金针赋》，此赋是一位明代隐居西河，号称泉石老人的人所著，该赋吸收了中国古代一些针灸名家的针法精要，同时还概括了元明时期南北方针灸流派的针法内容，故被称为"秘传之要法"。赋中重点介绍了治病八法，即烧山火、透天凉、阳中隐阴、阴中隐阳、子午捣臼、进气之诀、留气之诀和抽添之诀。

　　烧山火，为针刺补法的综合应用，主要适用于寒证，通过针刺手法使阳气入内，使患者在局部或全身出现有温热感，以达到驱寒通络之效。透天凉一法与烧山火相对，主要适用于热证，为针刺泻法的综合应用，通过手法使阴气向外，可使患者出现凉感。

　　阳中隐阴和阴中隐阳两法均属补泻兼施法，适用于虚实夹杂之证。

　　子午捣臼，适用于痛证，是一种捻转提插相结合的针刺手法，有行气活血、通经止痛的作用。

　　进气法是指在深层施行补法后卧针，使针感传导的手法，有补气助阳、行气止痛的作用，适用于痛证，对虚证疼痛尤为适用。

　　留气法先补后泻，有破气消积的作用，适用于气血瘀阻证。

　　抽添法指上下、前后、左右多向提插搜寻的针刺手法，有回阳倒阴、益气活血之功效，适用于瘫痪、疮癫等病。

　　治病八法虽较为繁复，但往往能达到很好的治疗效果。所以时至今日，临床仍有很多医生沿用此八法治疗相关疾病。

7. 悬灸温经散寒湿

日本《帝国文库》中记载，元保十五年九月十一日，永代桥的换架竣工仪式上，要推举几位长寿老人从桥上走过，最先走过的是三河水泉村平民百姓满平和其一家三代的六位长寿老人。其中满平242岁，满平妻221岁，满平子万吉196岁，万吉之妻193岁，满平孙万藏151岁，万藏之妻138岁。人们自然十分惊异，纷纷询问："汝家有何术？能长生者若是耶？"满平笑而答曰："唯有祖传三里灸耳。"三里灸，是艾灸的一种，指艾灸"足三里穴"（图3-9），据记载，这种方法是我国唐代著名文化使者鉴真大师东渡后传给日本人的。

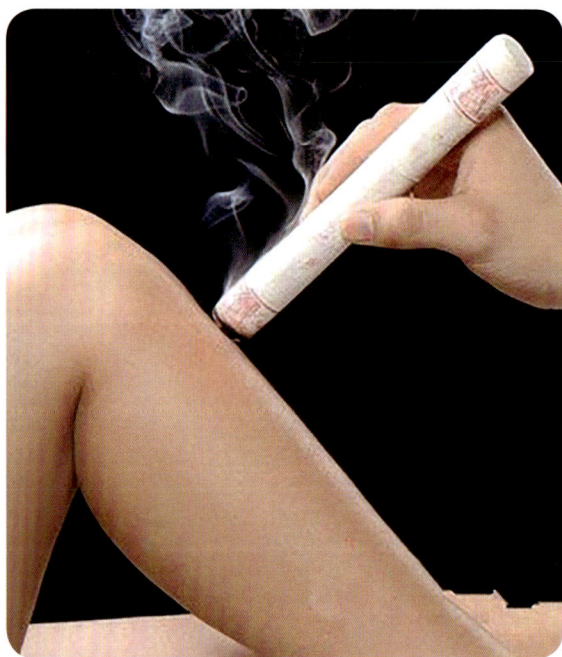

图3-9 艾灸足三里

悬灸之法（图3-10）已有上千年的历史，是指将艾条点燃悬于施灸部位之上的一种灸法。悬灸通过艾灸将热力作用于穴位，再通过穴位将热力传递进身体中，从而达到祛除邪气、疏通经络、舒筋理气、驱风散寒、防病治病的目的。

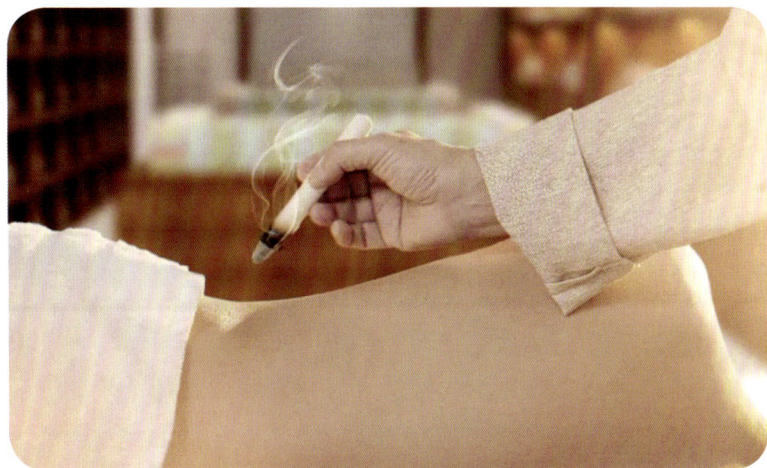

图3-10　悬灸法

对于昏厥、局部知觉减退的患者，可将食、中两指，置于施灸部位两侧，这样可以通过手指的感觉来测知患处局部的受热程度，以便随时调节施灸距离，掌握施灸时间，防止烫伤。

8. 药灸同用效更佳

　　艾灸和药物相结合的各种灸法在宋代就得到了广泛使用。这一时期隔物灸法发展很快，如加药艾灸、隔物灸等。《医心方》卷八中有记载可以在巴豆末和虻虫粉中加入一些艾叶制作成艾炷。可见在当时，针对不同病情，艾炷中所加药物不同，隔垫的药物也不同。

　　隔物灸的种类繁多，有隔姜灸（图3-11）、隔盐灸、隔附子饼灸等，但最常见的是隔姜灸。其操作为选新鲜老姜一块，沿生姜纤维纵向切成0.2～0.3cm厚的姜片，大小可据穴区部位所在和选用的艾炷的大小而定，中间用针穿刺数孔。施灸时，将其放在穴区，艾炷放在其上，点燃。待患者有局部热痛感时，略略提起姜片，或更换艾炷再灸。一般每次灸6～9壮，以皮肤局部潮红不起疱为度。灸完可用正红花油涂于施灸部位，一是防皮肤灼伤，二是更能增强艾灸活血化瘀、散寒止痛的功效。

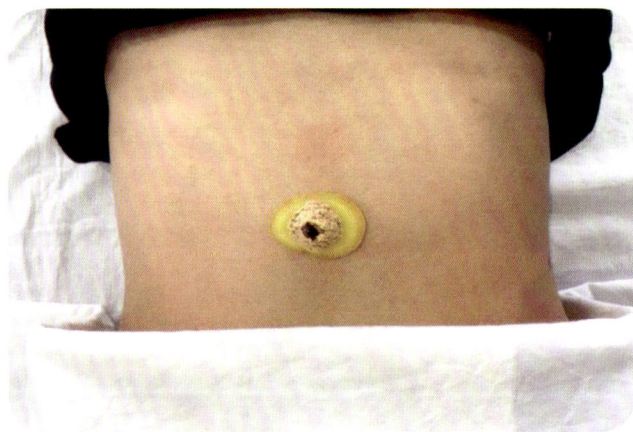

图3-11　隔姜灸

9. 直接灸法延年寿

相传日本德川幕府时代江户有一老寿星名万兵卫虚度174岁，其妻173岁，其子153岁，其孙105岁，个个精神矍铄，健步如飞。问其长生之术，答曰：祖传每月初八连续灸足三里穴，始终不渝，仅此而已。在气候寒冷的日本北部，人人都喜欢灸足三里作为补身长寿之术，有"勿以不灸足三里者为伍"和"不灸足三里勿作旅人"的说法。其实此灸法乃由我国所传，早在唐代，名医孙思邈（图3-12）就提出"若要安，三里常不干"，其本人经常灸足三里，活至102岁，这正是古代养生家所推崇的瘢痕灸，使灸瘢延久不愈，可以保健延年。

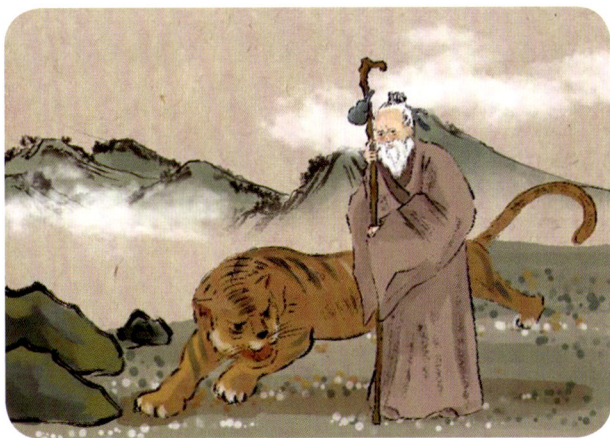

图3-12　药王孙思邈

上面提到的瘢痕灸，是直接灸（图3-13）的一种。直接灸是将大小适宜的艾炷，直接放在皮肤上进行施灸。直接灸分为两种：若施灸时需将皮肤烧伤化脓，愈后留有瘢痕者，称为瘢痕灸，此法具有延年益寿、扶正祛邪、疏通经络、调理脏腑、行气活血的功能，适合于治疗大病、重病及陈年老病；若不使皮肤烧伤化脓，不留瘢痕者，称为无瘢痕灸，用于治疗慢性、虚寒性疾患，如哮喘、风寒湿痹等疾病。

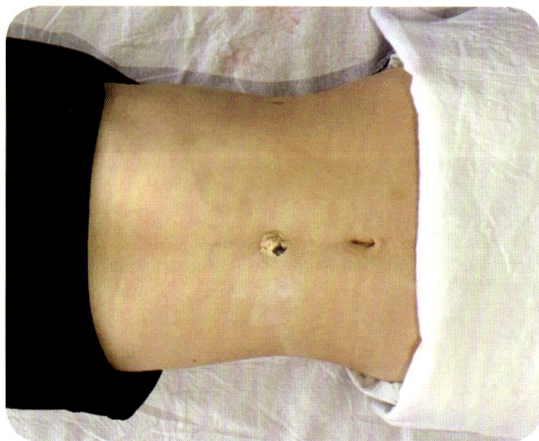

图3-13　直接灸

10.灯火灸法民间传

灯火灸，是灸法之一，起源于民间，称之为"爆灯花"。该法使用的材料是席草的心和油菜籽油。用油不讲究，但是灯心草芯选料讲究，需要硬而细，用的时候先拧细，然后油浸，治疗时左手定穴位，右手施术。其中有几点需要说明：所谓爆，指的是操作时有"啪、啪"的声响，但并不是所有患者都是如此，而且声音与疗效有密切关系，越脆响，效果越好；拧细是为了使创伤的面积少，减少损伤，增加疗效；施术时手法必须轻柔，不能硬往患者身上按，否则容易出现水泡，发生感染。

灯火灸操作简便，选定穴位之后作一标记，取灯心草3～4cm，将一端浸入植物油中约1cm，取出后用脱脂棉吸去灯心草上的浮油，然后捏住灯心草之上三分之一处，即可点火。然后将灯火向穴位缓缓移动，并在穴旁稍停片刻，待火焰由小刚一变大时，立即将燃端垂直接触穴位标志点，此时从穴位处引出一股气流，从灯心草头部爆出，并发出清脆的"啪、啪"爆淬声，火亦随之熄灭。灯火灸可以治疗很多疾病。如灸角孙穴，可治疟腮；灸少商、合谷、风池，治咽喉肿痛；灸足三里、内关、中脘、中枢、天枢，可治呕吐、腹泻等。

11. 温针通经行气血

据史书记载，1260 年冬，元代征南元帅忒木儿统领十万大军，在扬州城外安营扎寨，犒劳三军，准备一举夺下扬州府，请功进爵。不料，他突然患病。初起仅是消化不良，腹痛便稀，渐至足胫冷若冰霜，麻木不仁，步履艰难，终于下肢完全不能活动，卧床不起。主帅病倒，帐下群龙无首，军情危急。一日，忽见随征文官罗谦甫拜谒元帅。罗谦甫乃金元四大医家之一东垣老人李杲的得意门生，曾随师学医 10 余年。罗谦甫采用急退寒湿之邪，峻补其阳之法，以银针刺腧穴，陈艾温针之。他取出银针，备好的陈艾绒，在元帅肚脐下一寸半处"气海穴"，针刺，置艾绒温灸，以祛下焦湿气；又在两膝的"足三里穴"，用陈艾灸煦，以缓解形寒而逆的症状，引导阳气下行……经过艾灸施治，再投以温经散寒、健脾燥温之方剂。不几天，忒木儿病势好转。

治疗时"以银针刺腧穴，陈艾温针之"，即是我们现在常说的温针灸（图 3-14）。温针之名首见于《伤寒论》，兴盛于明代，《针灸大成》（图 3-15）中亦有记载。刺入穴位得气后，在留针过程中，于针柄上裹以纯艾绒的艾团，再从其下端点燃施灸。每次如用艾团可灸 3 ～ 4 壮，用艾条段则只须灸 1 ～ 2 壮。

温针灸主要是利用烧燃的艾条或艾绒使针体温度升高，其作用是以针刺为主，并借助热力，通过针体传入腧穴，以温通经脉、宣行气血。该法适用于寒盛湿重、经络壅滞之证，如关节痹痛等。

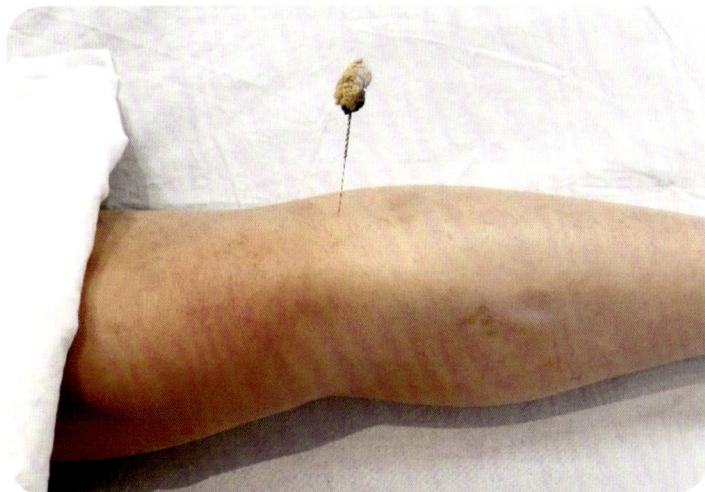

图3-14　温针灸

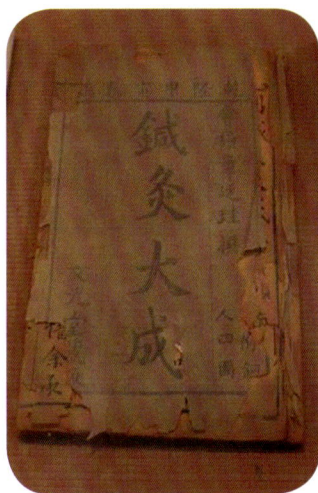

图3-15　《针灸大成》

12. 刮痧清热疏经络

　　由我国著名影星梁家辉、蒋雯丽主演的电影《刮痧》曾经风靡一时。故事发生在美国中部密西西比河畔的城市圣路易斯。许大同（梁家辉饰）在美八年，事业有成、家庭幸福。一次意外却令美好的家庭变得愁云惨雾：5岁的儿子生病了，爷爷用传统的中国民间刮痧疗法（图3-16）帮孙子治病，导致大同夫妻继而被控告虐待儿童。法庭上，一个又一个意想不到的证人和证词，使许大同百口莫辩，而以解剖学为基础的西医理论又无法解释通过口耳相传的经验中医学。面对控方律师对中国传统文化与道德规范的"全新解释"，法官当庭宣布剥夺许大同的监护权，不准他与儿子见面。于是许大同最终决定回到中国去研究中国的刮痧，最终因为他的执着和对刮痧透彻的讲解，说服了美国法官，重新夺回了儿子的抚养权。

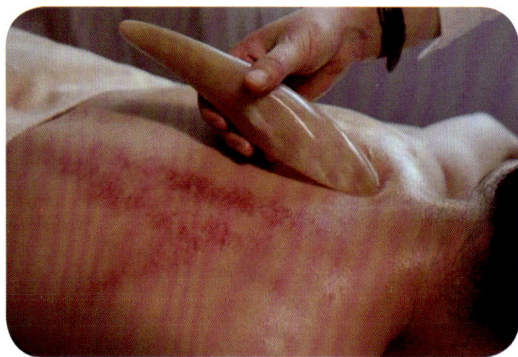

图3-16　刮痧疗法1

　　刮痧疗法，历史悠久，源远流长，发展到今天已经成为一种适应病种非常广泛的自然疗法。然其确切的发明年代及发明人难以考证。较早记载这一疗法的，是元代医家危亦林在1337年撰成的《世医得效方》。

刮痧疗法（图3-17）是在中医经络腧穴理论为指导下，通过特制的刮痧器具和相应的手法，蘸取一定的介质，在体表进行反复刮动、摩擦，使皮肤局部出现红色粟粒状，或暗红色出血点等"出痧"变化，以增强机体自身的抗病能力和免疫能力，从而达到活血透痧、行气祛邪、疏通经络、舒筋理气、清热除湿、活血化瘀、消肿止痛的作用。

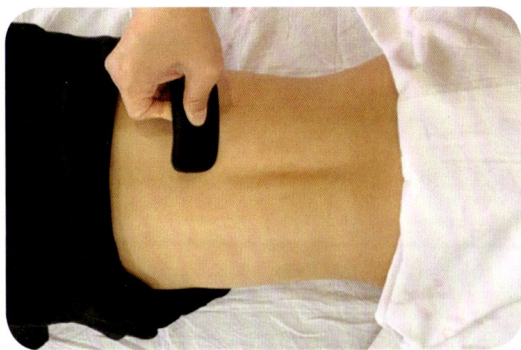

图3-17　刮痧疗法2

13. 火罐疗法逐寒湿

法国著名摄影师拉蒂格大器晚成，70 岁的时候以摄影作品出名，80 岁的时候成为法国总统的御用摄影师。1955 年的一天，他去一个医生朋友那里拍照片。那个朋友很喜欢中国的传统医学，拉蒂格到的时候，那个朋友正在忙碌着给一个人拔火罐，光着上身的顾客表情相当舒服，显然是一个老顾客。拉蒂格马上抓拍了他的照片。照片发表以后，才被人认出来，此人竟然是毕加索。照片中毕加索光着上身，表情平和友好地看着摄影师。这幅作品被各大媒体争相转载，至此，中医传统疗法——拔罐也在这时被法国人民所熟知。

火罐疗法（图 3-18）是我国最古老的治疗疾病的方法之一，早在晋代葛洪所著的《肘后备急方》（图 3-19）中就有角法（古代对拔罐疗法的一种称谓）治病的论述。火罐是拔罐疗法的常用工具。俗话说"针灸拔火罐，病好一大半"。"拔火罐"是民间对拔罐疗法的俗称，又称"拔管子"或"吸筒"。它是借助热力排除罐中空气，利用负压使其吸着于皮肤，造成瘀血现象的一种治病方法。这种疗法可以逐寒祛湿、疏通经络、祛除瘀滞、行气活血、消肿止痛、拔毒泄热，具有调整人体的阴阳平衡、解除疲劳、增强体质的功能，从而达到扶正祛邪、治愈疾病的目的。所以，许多疾病都可以采用拔罐疗法进行治疗。比如，人到中年，筋骨疼常见，按中医的解释多属风湿入骨。拔火罐时将罐口捂在患处，可以慢慢吸出病灶处的湿气，同时促进局部血液循环，达到止痛、恢复功能的目的，从而治疗风湿痹痛、筋骨酸楚等不适。

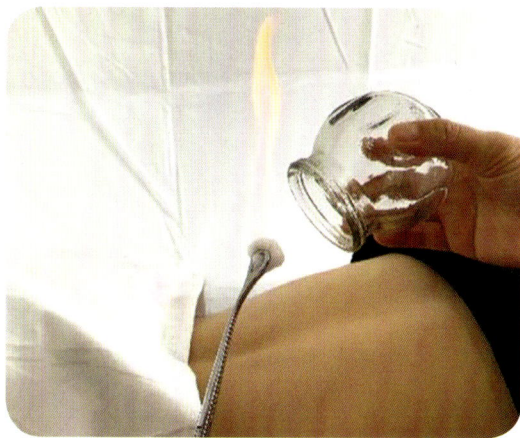

图3-18　火罐

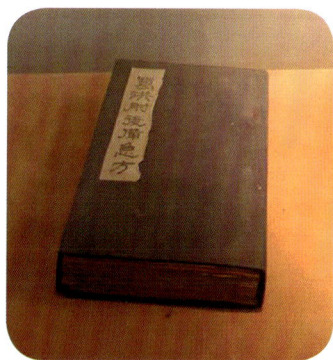

图3-19　肘后备急方

14. 药水煮罐有奇效

陈实功，明代著名外科大家。一天，一王公贵族因嗜食肥甘厚腻，后背长一脓疮，疼痛难忍，前来求诊。陈实功观察病情后就用煮拔筒的方法治疗。将中药放入竹筒内，筒口用葱塞上，用清水十大碗煮筒数滚，约内药浓熟为度候用。然后再钹针于疮顶上一寸内品字放开三孔，将药筒连汤一起放在患者床前，将筒药倒出后，马上用筒口乘热放在疮口上，以手按紧竹筒，自然吸住。约待片时，药筒已温，拔去掉塞孔木条，脓疮已出，患者顿时感觉疼痛大减，连连称奇。

水罐法（图3-20）为拔罐法的一种，是用煮水时水汽之力，排去罐内空气，使罐内形成负压，以吸着在拟吸拔的穴位或皮肤上的一种疗法。一般多用竹管（图3-21），因此亦称竹罐疗法。操作（图3-22）时先将罐放在清水或药液中煮沸数分钟（3~5分钟），倒掉罐内药水，并迅速用毛巾擦干，立即罩在治疗的部位上，即能吸住。每次留罐时间，以不超过20分钟为度。水罐法具有通经活血、逐寒去湿的作用。常用于风湿、风寒等证。如配入药物同煮，则又称为药罐法，是拔罐与药物疗法结合在一起使用的一种治疗方法。通过拔罐的操作，有利于药物的渗入和吸收，以温通经络、祛风除湿、舒筋止痛。药罐法适用于风湿痛、腰腿痛、急慢扭伤、哮喘、气管炎、早期乳腺炎等。

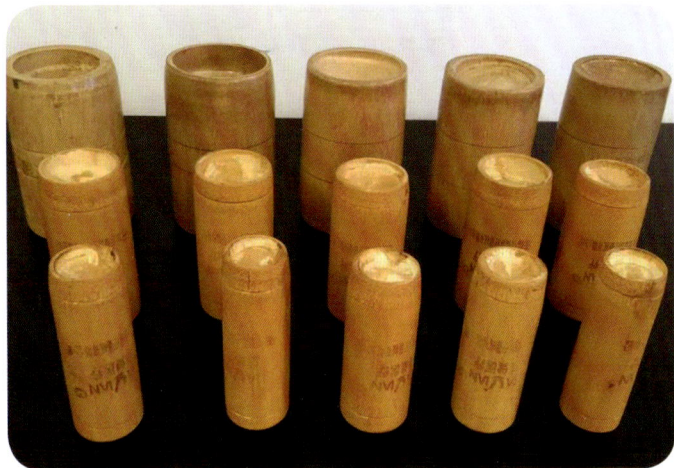

图3-20　水罐用具

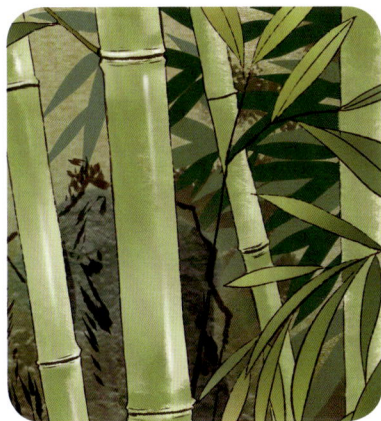

图3-21　材质多为竹罐

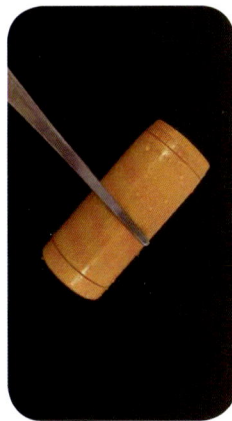

图3-22　水罐法操作

15. 简便效佳抽气罐

　　随着社会的发展，生活节奏的不断加快，长时间的工作，导致很多人出现背部大面积的僵硬、酸痛的症状，但由于多种原因无法前往医院系统治疗，于是很多人自备抽气罐，利用休息时间，互相吸拔一下，以缓解疲劳症状。

　　抽气罐法，是近年来产生的新型拔罐方法。抽气罐（图3-23）也称为真空拔罐器，是利用机械抽气原理形成罐内负压，使罐体吸附选定的部位，刺激人体皮部、经筋、经络穴位以排除毒素、疏通经络、行气活血、促进新陈代谢、调动脏腑功能，最终治愈疾病的一种非药物自然物理生态疗法。常见的抽气管有两部分，一为抽吸器，一为不同型号的带有活塞的塑料罐具。由于抽气罐操作简便且不会造成烫伤等意外事故，还可根据患者体质、病情及部位调节吸拔的程度，所以成为广泛应用的一种拔罐工具。

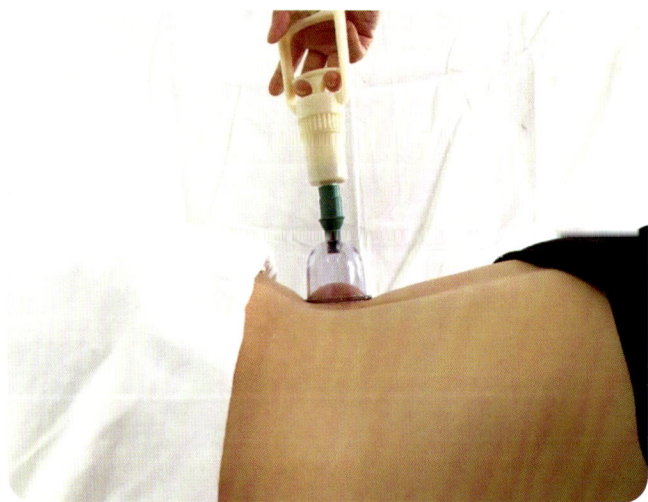

图3-23　抽气罐

16. 刺络放血起沉疴

我国古代医家华佗（图 3-24），医术精湛，虽然他不专攻针灸，但确对刺络放血疗法的运用颇有心得。

当时，曹操把持朝政，挟天子以令诸侯，为一统江山，常年征战在外，风餐露宿，不慎落下了"头风症"的毛病，常常发作，且每次都头痛欲裂。很多郎中前来医治，都束手无策，摇头而去。大将们个个心急如焚，遂请神医华佗前去（图 3-25），华佗见状，在曹操发病时，迅速为他放血止痛，针到痛止，治好了他的"头风症"。

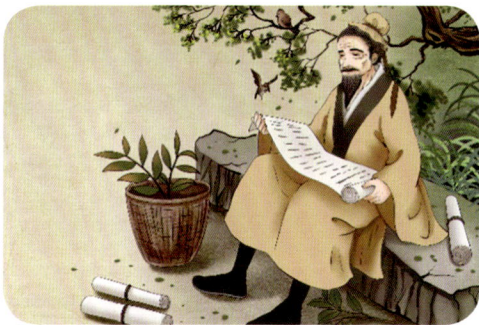

图3-24　华佗画像

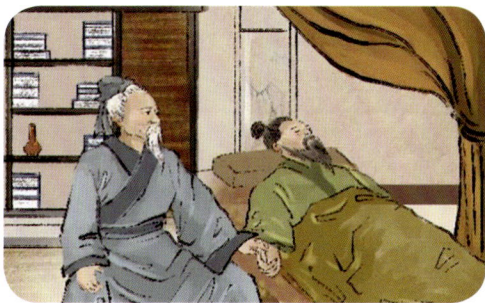

图3-25　华佗诊脉

　　华佗所用之法，就是一种独特的针刺治疗方法——刺络放血疗法（图3-26）。该法是指根据患者不同的疾病，用三棱针（图3-27）或粗而尖的针具，在患者身上一定穴位或浅表血络施以针刺，放出适量血液，以达到治疗疾病目的的一种外治方法。

　　本法最早的文字记载见于《黄帝内经》。随着针具的发展和医疗实践的需要，出现了专门用来作放血治疗的"锋针"。到如今，刺络放血疗法已成为现代中医常用的疗法，尤其对热病邪毒有很好的疗效，具有泄热解毒、调和气血、活血祛瘀、通经活络的作用，常用于中暑、头痛、咽喉肿痛、疔疮、腰痛等。

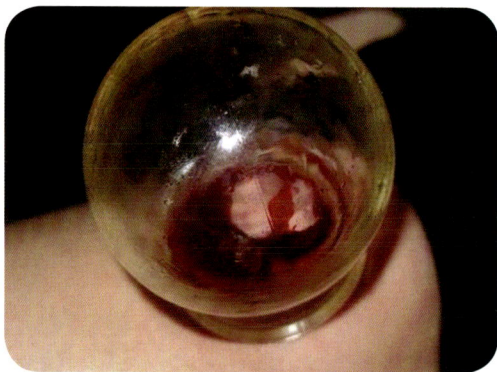

图3-26　放血疗法

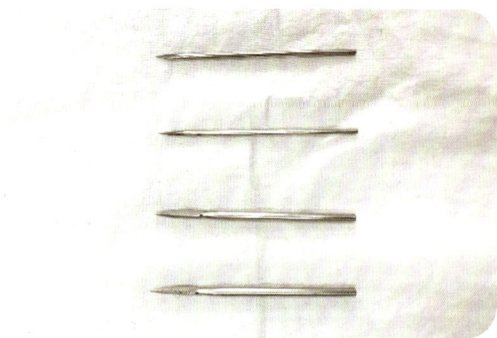

图3-27　三棱针

17. 小小耳针显奇能

　　1997 年的冬天，患脑血管瘤的邱姓姑娘来到苏州市某医院进行手术。手术后呕吐不止，无法进食，后来连走路都感觉困难，这种状况持续将近一个半月。医院消化科、针灸科的医生都尽力反复检查、治疗，但均无明显效果。女孩父亲焦急万分，不知如何是好。正在万般无奈的情况下，有人建议用耳针疗法（图 3-29）试试。说来奇怪，这小小银针却显奇效。经过一次治疗后，该患 者病情就有所好转，呕吐症状减轻了许多。到第二次耳针后，病症就基本消除了，患者能正常进食。只做了两次治疗，就有了如此好的效果，父女俩的喜悦自不待说。

　　在日常生活中，人们发现，生病时会在耳郭周围出现一些红疹或者有压痛的感觉，刺激这些位置，对疾病有治愈的作用。人们慢慢经过归纳总结，绘出了耳穴图谱（图 3-28）。而耳针疗法就是在此基础上用针刺或其他方法（图 3-30）刺激耳郭穴位以防治疾病的方法。一般采用 0.5 寸的短柄毫针，对准所选定的耳穴敏感点进针。该法可用于治疗临床各科多种疾病，尤其对疼痛性疾病效果显著。

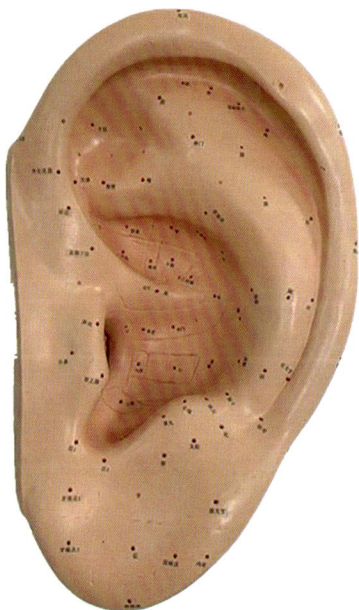

图3-28 耳穴示意

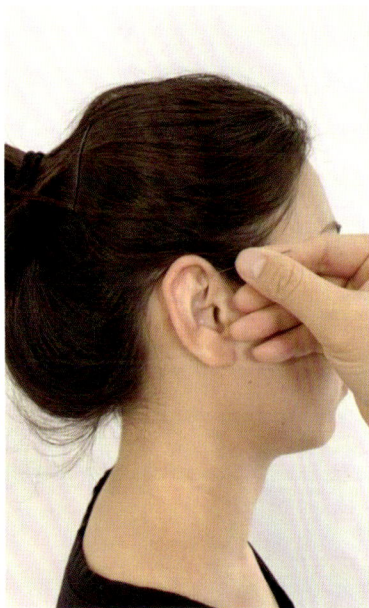

图3-29 耳针疗法

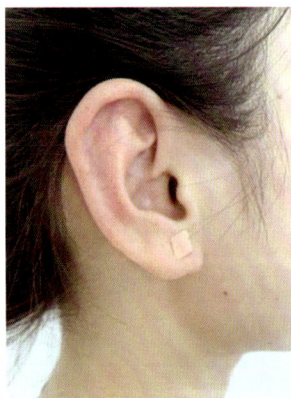

图3-30 贴王不留行籽

18. 扁鹊头针救太子

　　扁鹊为我国古代著名医家。公元前 5 世纪，扁鹊行医到了虢国，听到虢国太子病死的事情。扁鹊在检查了太子身体后，发现太子并未真正死去，只是气血混乱，导致脉络阻塞。扁鹊针刺太子百会穴后，不一会儿太子就苏醒了，进而用药调理，二十几天便康复了。这一消息，很快天下人尽知，都说扁鹊"起死回生"有术。

　　渐渐地，人们发现在头部还有很多穴位（图 3-31），都对疾病具有很好的治疗效果。头针疗法又称头皮针疗法，它是在传统针灸的基础上，根据大脑皮层的功能定位在头皮的投影，在头部特定的刺激区域选取相应头穴线进行针刺治疗全身疾病的疗法。这种方法，对中风偏瘫、脑动脉硬化、失语、震颤性麻痹、神经性头痛等病具有良好疗效。

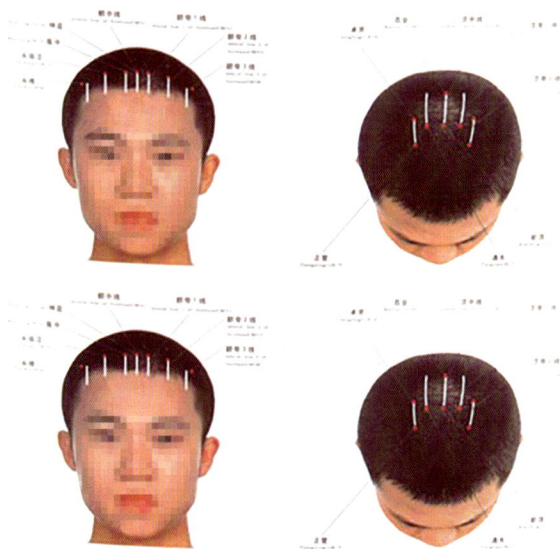

图3-31　头针图谱

19. 穴位敷贴妙防治

　　一说起穴位敷贴，人们自然而然就想起了家喻户晓的"三伏贴"（图3-32）。每到一年中最热的日子，各地的中医院里就挤满了贴三伏贴的人，而所谓三伏贴就是指在三伏天用膏剂进行穴位贴敷的一种方法。其主要作用原理是夏天天气炎热，毛孔敞开，人体的气血外浮，此时做穴位敷贴可以加强药物的渗透和吸收，增强疗效，巧妙地利用自然界的热能祛除体内的寒邪。该法主要用来防治因寒冷诱发的感冒、咳嗽、哮喘等疾病。这就是我们常说的"冬病夏治"。

　　其实早在原始社会，人们就用树叶、草茎之类涂敷伤口，治疗与猛兽搏斗所致的外伤。人们逐渐发现有些植物外敷能减轻疼痛和止血，甚至可以加速伤口的愈合。随着社会的不断发展，到了晋唐时期，穴位贴敷疗法（图3-33）已广泛地应用于临床。作为从古至今的一种独特的、行之有效的治疗方法，它是以中医经络学说为理论依据，把药物研成细末后，用水、酒、蜂蜜、药液等调成糊状，或用呈凝固状的凡士林等制成软膏、丸剂或饼剂，或将中药汤剂熬成膏，直接贴敷穴位，用来治疗疾病的一种无创疗法。该疗法通过药物激发穴位的活性，再通过穴位将药物渗透到人体中，从而达到治疗疾病的目的，较内治法来说，不经过口服，对脾胃伤害更小，更为简便、实用。

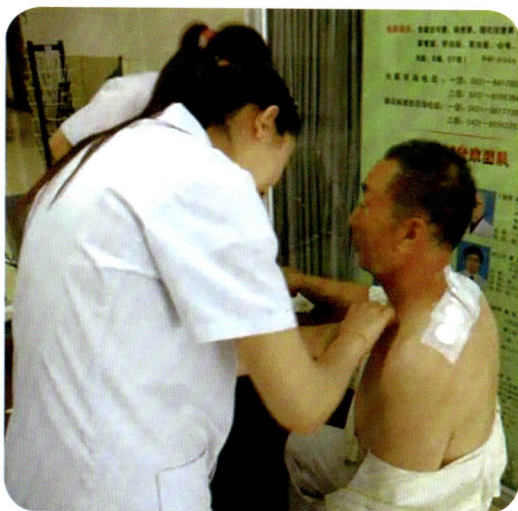

图3-32　三伏贴

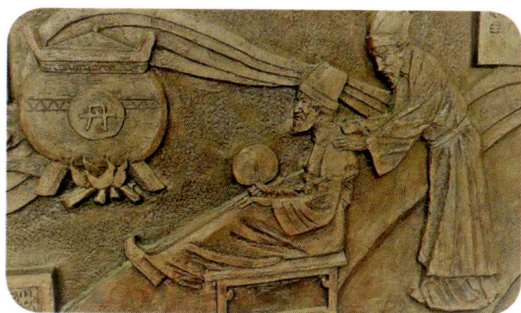

图3-33　古代穴位敷贴图

四、针灸典籍

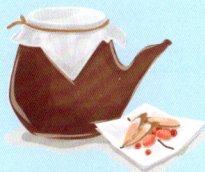

从古至今，针灸著作虽不敢称浩如烟海，但数目也是相当可观，历代不乏精品，尤其是古代典籍，不仅为针灸学术的发展提供了有力的支撑，同时也为后人研习针灸理论与临床奠定了坚实的基础。这些著作使针灸学术得以不断发展和提高，至今仍对针灸学理论与临床有重要价值。

1. 轩辕黄帝与《内经》

黄帝，本姓公孙，后改姬姓，名轩辕，号有熊氏，古华夏部落联盟首领，是中国远古时代华夏民族的共主，为五帝之首，被尊为中华"人文初祖"。

相传黄帝、炎帝和蚩尤都是上古时期的部族首领，黄帝分别和炎帝、蚩尤进行过一场大规模的战争，黄帝打败了蚩尤，并将炎黄二部族统一起来，他们在黄河流域共同生活，共同繁衍，互相融合，逐步形成了后来的华夏民族，开始了中华的文明史。因此，黄帝与炎帝都被视为华夏民族共同的祖先，所以中国人自称"炎黄子孙"。

黄帝在位期间，播百谷草木，大力发展生产，始养桑蚕、制衣冠、造房屋、建舟车、制音律、创医学等，被尊奉为"华夏始祖"。也是从这时起，人们开始重视医学。黄帝在访贤时得知神医岐伯精于医术脉理，于是就恭请岐伯为臣，贵尊为天师，谋讨济世通途，助他治理天下。二人常常在一起探讨医理。

《黄帝内经》简称《内经》，成书于战国至秦汉时期，是我国现存第一部医学理论专著，是我国传统医学四大经典著作之一。《内经》采用了对话的形式，主要以黄帝和岐伯等人相互问答医学知识的形式阐述了重要的医学理论。

《黄帝内经》原书 18 卷，其中 9 卷名《素问》（图 4-1）；另外 9 卷没有书名，汉晋时被称为《九卷》或《针经》，唐以后被称为《灵枢》（图 4-2）。《素问》主要论述了自然界变化的规律、人与自然的关系等；《灵枢》的核心内容则为脏腑经络学说。

《灵枢》在针灸学领域至今仍具有非常重要的研究和实用价值。它阐述了以针灸为主的医疗方法和理论知识，对经络腧穴理论和针刺方法的记载尤

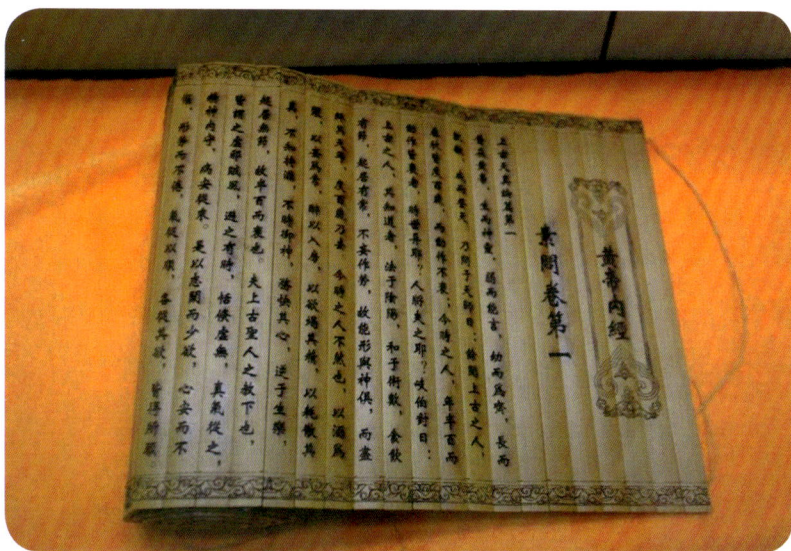

图4-1　《黄帝内经·素问》

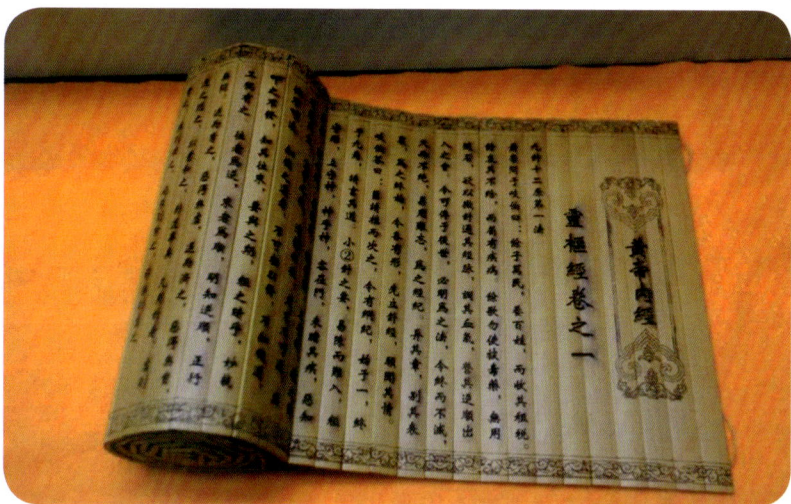

图4-2　《黄帝内经·灵枢》

为翔实，特别是《灵枢·经脉》集中论述了十二经脉的内容，是今人所能见到的关于系统阐述经脉理论的较早记载。其创立的针灸理论体系和针法原理，一直被作为针灸的核心理论，始终指导着针灸临床实践。《灵枢》成为学习针灸必读的古代经典之一。

2. 黄帝明堂阐腧穴

自《黄帝明堂经》用"明堂"二字命名以来，"明堂"渐渐成为针灸腧穴典籍的代称，甚至成为针灸腧穴的代名词。

《黄帝明堂经》约成书于西汉末至东汉延平年间（公元前138年—公元106年），堪称我国第一部腧穴学专著。该书对汉代及汉以前散在医书中的针灸腧穴文献进行了一次全面总结，它博采包括《内经》在内的医书中的大量针灸文献，对腧穴的名称、部位、主治病证及刺灸法诸方面进行了首次全面系统的总结和统一工作。

《黄帝明堂经》原书最晚在宋代就已经佚失，但其内容却被后世文献代代相承地辑录和保存下来。尤其值得重视的是杨上善的《黄帝内经明堂》，保留了较多《黄帝明堂经》的原始内容，遗憾的是现仅残存序文和卷一部分，藏于日本仁和寺中。

令人欣慰的是，即便这本书现存不全，但其内容已经被日本的丹波康赖所撰《医心方》辑录，因此现存的《医心方》是研究《黄帝明堂经》内容的珍贵材料。另外，根据《针灸甲乙经》《医心方》等文献中保存下来的《明堂经》内容，中国中医研究院针灸研究所黄龙祥研究员通过细致考证、校勘研究，并结合王雪苔提供的多年积累的宝贵资料，于1988年将《明堂经》一书辑复，书名为《黄帝明堂经辑校》。

3. 问对答疑成《难经》

《黄帝八十一难经》（简称《难经》），是继《内经》以后又一部医学经典。该书以问答解释疑难的形式编撰而成，共讨论了 81 个问题，故又称《八十一难》。本书约成书于东汉以前，一说是秦汉之际。

关于《难经》的作者，隋以前托名黄帝撰，唐以后则多题为秦越人（扁鹊）撰。扁鹊（图 4-3）在长期医疗实践中，刻苦钻研，努力总结前人的经验，大胆创新，成为一个学识渊博、医术高明的医生。

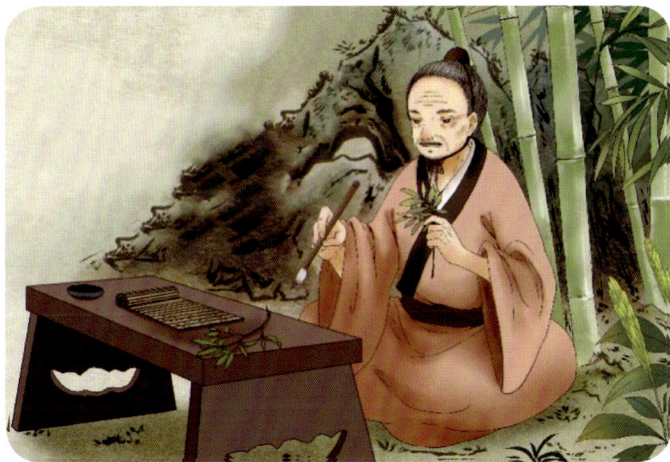

图4-3　扁鹊画像

《韩非子·喻老》中对扁鹊有所记载。一次扁鹊在觐见蔡桓公时，察觉到蔡桓公有患病的表现，于是劝告蔡桓公及时治疗，蔡桓公不信，之后疾病逐渐加重，扁鹊又接连劝告了三次，蔡桓公皆因讳疾忌医而加以推辞，后来蔡桓公已病入膏肓，扁鹊再见到蔡桓公只得转身而退，并连夜逃往秦国，没多久蔡桓公就病发而死。

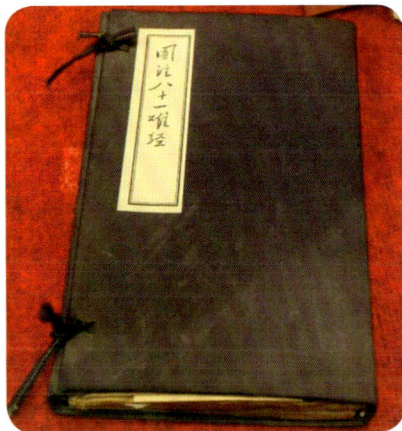

图4-4　《图注八十一难经》

《难经》一书，是采用假设问答、解释疑难的体例编撰而成的，是中国古代医学家探究医学理论、申明己见、辩证是非的经典著作。

《难经》的内容包括生理、病理、诊断、治疗等，特别是对脉诊的论述，更为精要。"独取寸口"诊脉法是其创造性立说，确立了以手腕寸、关、尺为三部，再分每部之浮、中、沉为九候的"三部九候"脉诊法。其丰富而深刻的医理内涵使其成为学习中医者必读的四大经典之一，后世不少医家对《难经》进行了注解（图4-4、图4-5、图4-6）。

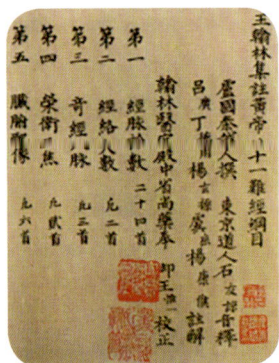

图4-5　《集注黄帝八十一难经》

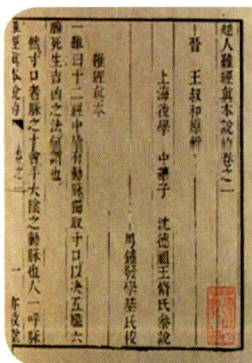

图4-6　《越人难经真本说约》

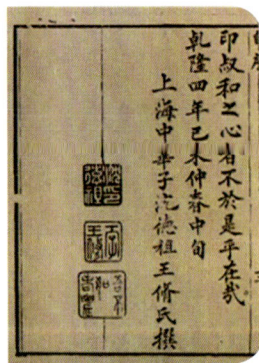

《难经》虽不是针灸学专著，但为针灸学发展作出了重要贡献，其对经络腧穴理论及各种取穴方法、针刺方法都有独到见解。

4. 皇甫谧著《针灸甲乙经》

皇甫谧（图4-7），生于公元215年，卒于公元282年，字士安，幼名静，自号玄晏先生，安定朝那（今甘肃省灵台县）人，是中国历史上的著名学者，在文学、史学和医学等诸多方面都很有建树。古人曾赞云："考晋时著书之富，无若皇甫谧者。"（李巨来《书古文尚书冤词后》）

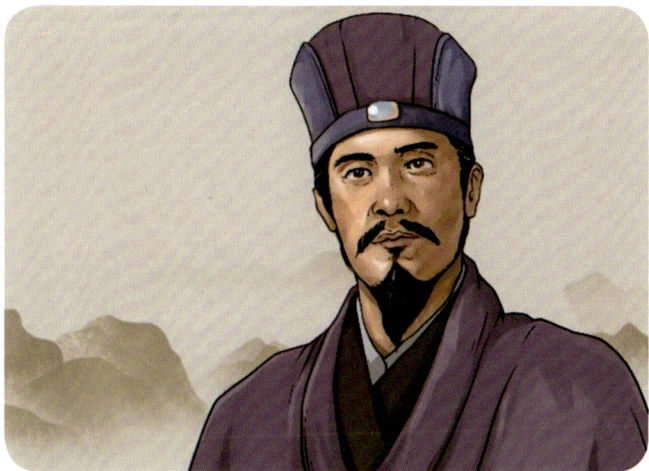

图4-7　皇甫谧画像

皇甫谧从小就被过继给叔父，随之迁居新安又回到故乡朝那。他一生刻苦好学，但由于家境贫寒，只能一面读书，一面务农。皇甫谧42岁时得了风痹病，但他仍忍着疼痛，坚持读书，一边学一边在自己身上扎针。有一次，他尝试在自己头上扎针，谁知针扎下去后，不到三分钟，他便不省人事了。他睡了整整三天三夜没有醒来，只有一口微弱的气息。家人正为他准备后事时，他又奇迹般地苏醒过来。这次复生，给他带来了莫大的喜悦，他的这一针竟把自己的风痹病给扎好了。从此，他根据身上的穴位，一个一个地扎试，一个一个地总结，最后终于完成了我国著名的《针灸甲乙经》，又称《黄帝三部针经》《黄帝针灸甲乙经》等（图4-8）。

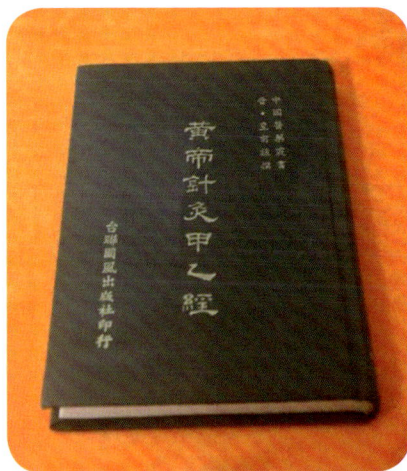

图4-8　《黄帝针灸甲乙经》

皇甫谧在原有的医学理论的基础上，将《灵枢》《素问》《明堂孔穴针灸治要》三部书中与针灸相关的内容加以归纳整理，"删其浮辞，除其重复，论其精要"，著成我国医学史上第一部针灸学专著《针灸甲乙经》。

《针灸甲乙经》（简称《甲乙经》），共10卷，128篇。书中校正了当时的腧穴总数，在《内经》所述的130多个穴位基础上，对十四经穴做了全面系统的归纳整理，将穴位增加到349个。同时，该书还记述了各部穴位的适应证和禁忌，说明了各种操作方法。这是我国现存最早的一部理论联系实际、有重大价值的针灸学专著，被人们称为"中医针灸学之祖"。该书一直被认为是学习中医的必读之书，唐太医署曾采用其为法定教科书。后世宋、金、元、明、清等朝代重要的针灸学理论基本上都是从此书的基础上发展起来的。

5. 甄权孝母著《针经》

甄权，隋唐年间著名针灸医家，约生于南朝梁大同七年（541），卒于唐贞观十七年（643），享年102岁，许州扶沟（今河南扶沟）人。甄权因母亲常年体弱多病，故与其弟甄立言一道精究医术，专习方书，遂为名医。甄权于针灸术造诣尤深，兼通药治。

甄权一生行医济世，经他救治的患者有很多。有一次，鲁州（今山东）刺史库狄嵚患了风痹，双手疼痛难忍，不能随意活动，更不能拉弓射箭，请了许多医生医治，均未奏效。甄权仔细诊查病情后，对库狄嵚说："你只管拿起弓箭，对准箭靶，只须一针，保你马上就能射箭。"说着即针刺他肩髃一穴，针到病除。库狄嵚挽弓一射，正中靶心，众人喝彩（图4-9）。

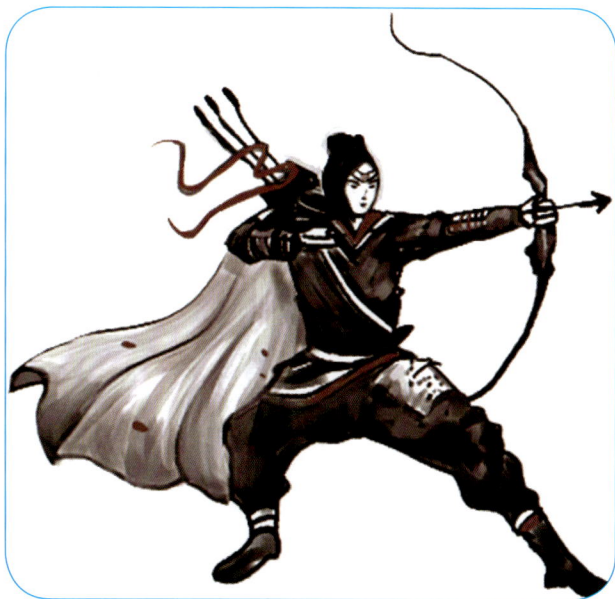

图4-9　库狄嵚射箭图

　　甄权长期在大量的针灸临床实践中，发现了许多腧穴新的适应证，对于何病宜何针，何病宜何灸，何证又需针灸并用等，皆积累了丰富的经验，从而编成一部《针经》。《针经》详载腧穴之针法，而且所论针法皆因症而设，有很强的针对性，具有鲜明的临床特色，极便于针灸临证施用，与一般腧穴书只对刺灸法作原则性的记述明显不同，这使与临床实践渐渐疏远了的腧穴理论又重新贴近了针灸实践。

6. 针药并重《资生经》

　　王执中（1140—1207），宋代著名针灸学家，字叔权，瑞安（今属浙江）人。因少年时多病，故举业之外，兼攻医药。他一生注重实践，临证经验丰富，虽长于针灸，但于药疗方面也不偏废，对于腧穴及灸法论述较多。

　　《针灸资生经》（简称《资生经》），共7卷。第1卷论腧穴名称、位置、主治、刺灸法；第2卷论针灸注意事项和一般理论问题，如"针灸须药""针忌""忌食物""同身寸""论壮数多少"等，强调针灸药并用的治疗原则；第3~7卷论述各科疾病的辨证取穴及具体的刺灸方法，内容丰富，尤其注重各种灸法的运用。《资生经》对宋以前的针灸学成就进行了全面系统的总结，对后世针灸学有重要影响。

　　王执中在《资生经》中，根据前人经验，明确提出"男左女右手中指第二节内庭两横纹相去为一寸"的"中指同身寸"法，一直沿用到现在，是公认的针灸取穴标准。

　　《资生经》自刻印面世后，历经南宋、元、明、清诸代一直传至当今，其间重刊不断，甚至在日本、朝鲜等国都有刻本，清乾隆时所编的《四库全书》亦将其收录在内。《资生经》已成为我国珍贵的针灸医学遗产之一。

7.《针经指南》载歌赋

窦汉卿（1195—1280），初名杰，字汉卿，后更名窦默。历任元世祖时昭文馆大学十、太师等职，故又有"窦太师"之称，累封魏国公，谥号文正。窦默是金元时期著名的针灸医家，对于针灸理论的各个领域都作出了突出贡献。

学习针灸的人，鲜有不知道《标幽赋》的。《标幽赋》首载于窦汉卿著的《针经指南》，短短79句赋文，却先后有元代王开、王国瑞，明代徐凤、高武、杨继洲、吴昆，以及清代李学川等诸多针灸名家为此赋作注，足见此赋的学术价值和地位。此赋之所以名为"标幽"，是因为将针灸学中较为精深奥妙的理论通过歌赋的形式加以阐释，让后人易学会用。

《针经指南》一书共一卷，初刊于1295年。主要内容除《标幽赋》外，还包括《通玄指要赋》，以及经络循行、流注之八穴、针灸的补泻与禁忌等有关论述。此书现有日抄本，后被收入《针灸四书》中。

8. 滑寿再论《十四经》

滑寿（1304—1386），字伯仁，晚号樱宁生，元代大医学家，祖籍襄城（今河南襄城县）。他不仅精通《素问》《难经》，而且融通张仲景、刘守真、李明之三家学说，所以给人治病有"奇验"。

滑寿曾为乡举，但因对做官从政无兴趣而攻读医籍，一生行医济世。一次，滑寿随难潮行医南下，经过一个村庄，见一棺椁抬过，有鲜血滴落，就上前称棺内之人还活着，要求履行医道。开棺是对逝者大不敬，但其家人见滑寿言辞恳切，故开棺一试。果然，经一番救治，棺内人起死回生，路人皆称他为神医，那一家人更是感激涕零。

滑寿在学习中感到医书《素问》《难经》论述虽详尽、深入，但结构层次不够分明，文字亦有个别缺漏，于是滑寿就根据自己的读书体会著述了《难经本义》《读素问钞》等书。滑寿后专研针灸，对经络理论很有研究，曾用针灸治疗难产等多种疾病，著有三卷《十四经发挥》（简称《十四经》）。

《十四经发挥》，为经脉学著作，刊于1341年。卷上为"手足阴阳流注篇"，卷中为"十四经脉气所发篇"，卷下为"奇经八脉篇"。全书还附有俯、仰人尺寸图及十四经经穴图。该书有明代复刻本，又被收入《薛氏医案》中。1949年后有排印校注本。《十四经发挥》刊行后，于1303年刊行的《金兰循经》逐渐散佚，至今无传本。

9. 时珍《奇经八脉考》

李时珍（1518—1593），字东璧，晚年自号濒湖山人，湖北蕲州（今湖北省黄冈市蕲春县蕲州镇）人，是中国古代伟大的医学家、药物学家（图4-10）。

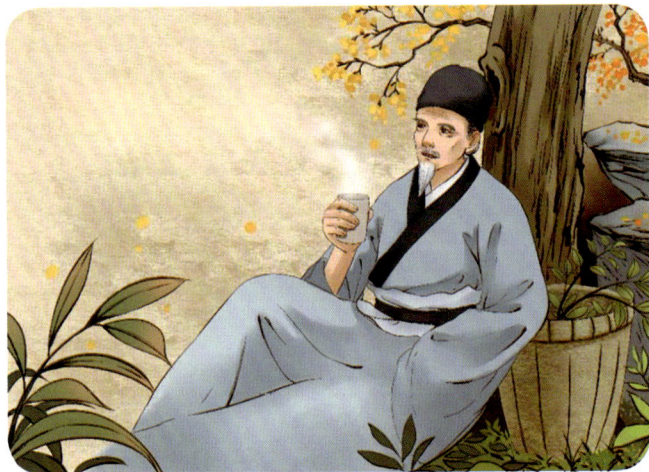

图4-10　李时珍画像

相传有一天，李时珍正在为百姓诊治疾病（图4-11），有家药店老板的儿子正在柜台上大吃大喝，听说李时珍能把死人救活，就想去看看热闹。他费了好大力气终于挤到李时珍面前，问道："先生，你看我有什么病吗？"李时珍见此人气色不好，赶忙给他诊脉，过后十分惋惜地说道："小兄弟，可惜呀，年纪轻轻，活不了三个时辰了，请赶快回家去吧，免得家里人到处找。"众人都不信，那个药店老板的儿子更是大骂不止，后来在众人的劝说下，方才气咻咻地走了。果不其然，不到三个时辰，这个人便死掉了。原来是此人吃饭过饱，纵身一跳，肠子断了，内脏受损。由此，人们更是惊叹李时珍的神奇医术了。

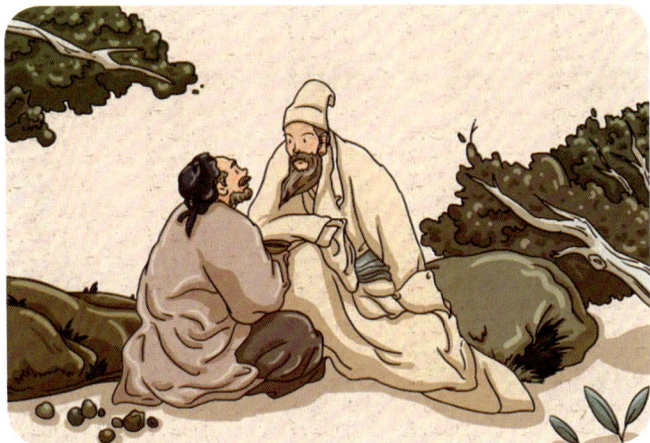

图4-11　李时珍诊治百姓

　　李时珍曾先后到武当山、庐山、茅山和牛首山，及湖广、安徽、河南和河北等地收集药物标本和处方（图4-12），并拜渔人、樵夫、农民、车夫、药工和捕蛇者为师，参考历代医药等方面书籍925种，考古证今、穷究物理，记录上千万字札记，弄清许多疑难问题，历经27个寒暑，三易其稿，于明万历十八年（1590）完成了192万字的巨著《本草纲目》（图4-13）。此外，李时珍对脉学及奇经八脉也有所研究，著述有《奇经八脉考》和《濒湖脉学》等多部书籍。

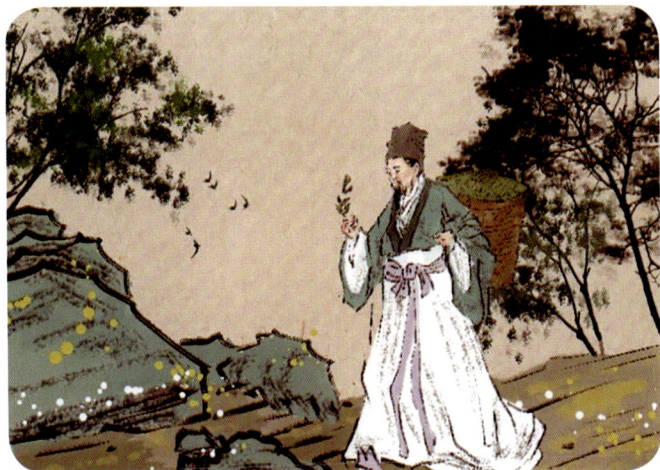

图4-12　李时珍采药

　　《奇经八脉考》是经脉专书，共一卷，刊于 1578 年。该书论述奇经八脉，考证历代相关文献，对每条奇经的循行和病证等，进行了系统归纳和整理，并提出了作者的个人见解，是一部研究奇经八脉的重要著作。

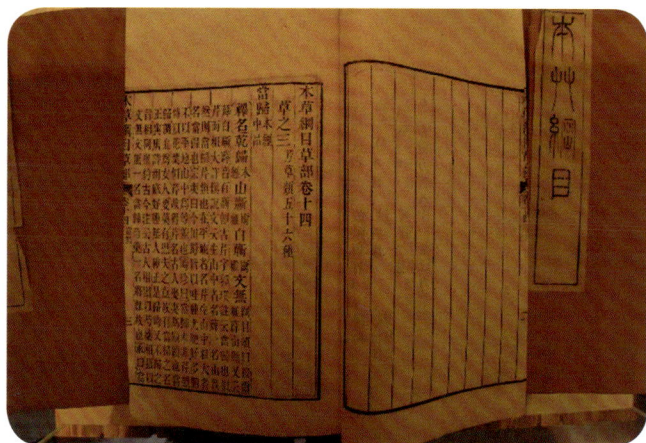

图4-13　　《本草纲目》

10.《针灸大成》广流传

杨继洲（1522—1620），名济时，明代三衢（今浙江省衢州市）人，是明代著名针灸医家。据记载，杨继洲家学渊源，其祖父杨益曾任太医院太医，声望很高。杨氏家中珍藏有各种古医家抄本，所以杨继洲得以博览群书，通晓各家学说。

杨继洲一生行医40多年，临床经验丰富，尤其对针灸十分精通。有位员外熊可山，患了痢疾，咳嗽发烧，吐血不止，生命垂危，众医生都说无法可治。经过一位官员的介绍，杨继洲前来为熊员外诊病。杨继洲发现患者虽然奄奄一息，但胸部尚有余温，只是脐中有一块拳头大的肿块。杨继洲为他针了气海穴，又用灸法，灸了50壮之后，患者苏醒过来，脐中的隆块也散开了，疼痛随即止住。接着，杨继洲替他治好了痢疾和咯血，经过一段时间的调理，熊员外很快恢复了健康。

《针灸大成》（图4-14）于明万历二十九年（1601）刊行，共10卷，所述内容十分广泛，首论《内经》和《难经》中有关针灸的论述，其次有针灸歌赋选、经络腧穴、刺法针法、灸法、针灸证治、杨继洲医案和小儿按摩法。《针灸大成》总结了明代以前中国针灸的主要学术经验；重新考定了穴位的名称和位置，并附以全身图和局部图；阐述了历代针灸的操作手法；记载了各种病证的配穴处方和治疗验案等。

《针灸大成》是我国针灸学的又一次重要总结，也是明以来300年间流传最广的针灸学著作，是一部蜚声针坛的经典名著。该书自明万历年间刊行以来，平均不到10年就出现一种版本。该书翻刻次数之多，流传之广，影响之大，声誉之著，实属罕见，故可认为是目前最受欢迎、知名度最高的针灸专著之一。

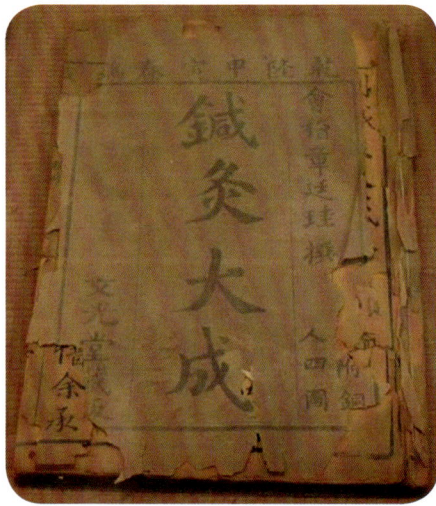

图4-14 《针灸大成》

五、针灸教育

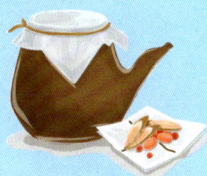

1. 针灸教育起师承

古代社会，生产力水平低，生活环境既原始又艰苦，没有形成集中的院校式教育，并且，医书与医学技术一般是被秘藏而慎传的，所以，师徒授受和承继家学就成为培养针灸医师的唯一方式，这就是当时针灸医学得以延续、传承和发展的主要途径。古代许多针灸名家都是通过师承家传培养出来的，如扁鹊（图5-1）、涪翁、华佗（图5-2）等。

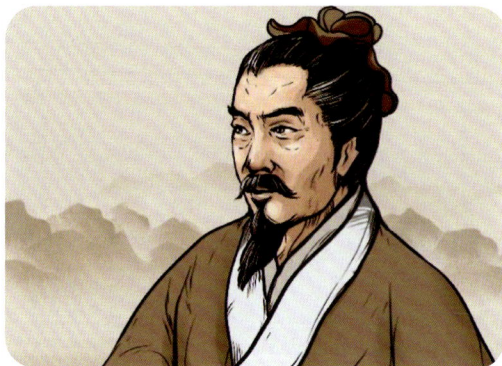

图5-1　扁鹊画像

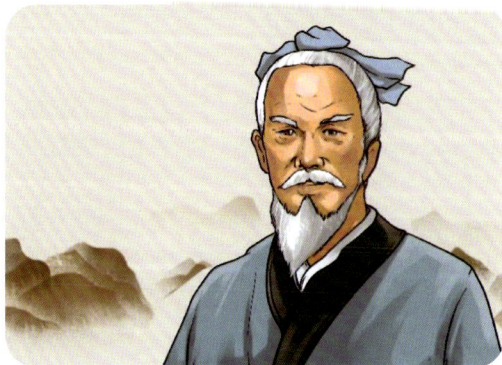

图5-2　华佗画像

南朝之前，没有正式的医学院校和教育，针灸医学的传承一直是师徒传授和继承家学的两种方式来传承。南朝设置医学院校之后，历代皇帝在宫廷里设置了太医署，培养太医。而后，唐代开始在地方设置医学院校，培养医者。到了元、明时代，地方医学院校的教育已经达到发达的水平，但是这里培养出来的医家都是为了帝王家族服务的，广大人民群众的各种疾病还是依仗民间的郎中，所以民间的医术依旧以师徒授受和家族世代传承为主要的传承方式，在中国古代的针灸传承中，师徒授受和继承家学仍占据重要地位。

近现代以来，医学院校发展迅速，各个学科的设立与教学内容也越来越全面，但师承教育一般在主流的医学院校教育中是被忽略的。近年来我们认识到师承教育的重要，启动了"全国老中医药专家学术经验继承工作"和"著名中医药专家学术经验传承博士后研究工作"，这是传统师承教育和现代学校教育（图5-3）的结合，也是为了继承和保存老中医专家的学术思想和经验。

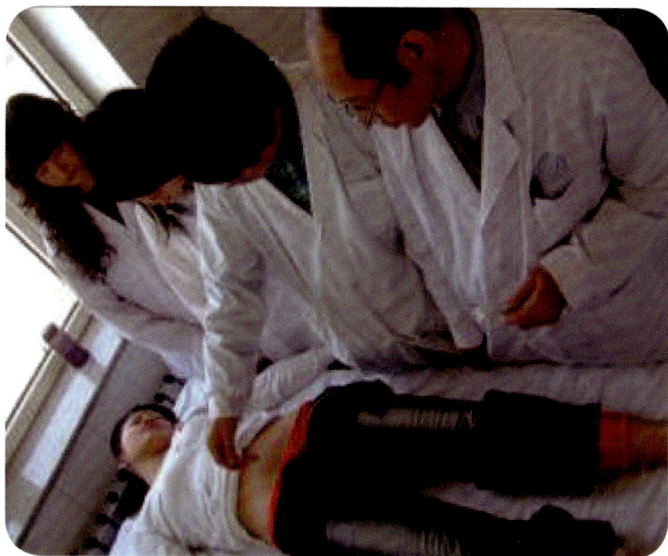

图5-3　现代临床针灸教学

2. 十大弟子拜扁鹊

　　扁鹊本人不但有高超的医术，还很注重培养弟子。他对弟子的要求很高，在临床实践中把医术一一传授给他的徒弟。据说他的徒弟有子阳、子豹、子容、子明、子同、子越、子游、子仪、子术、虢太子 10 人。

　　扁鹊（图 5-4）是春秋战国时期的神医，又叫秦越人，是渤海的一名大夫，少时跟着长桑君学医，擅长各科，医术高明、学识渊博、治病救人，走到哪里都能给大家带来快乐和健康，就像带来喜讯的喜鹊，所以大家就称呼他为扁鹊。

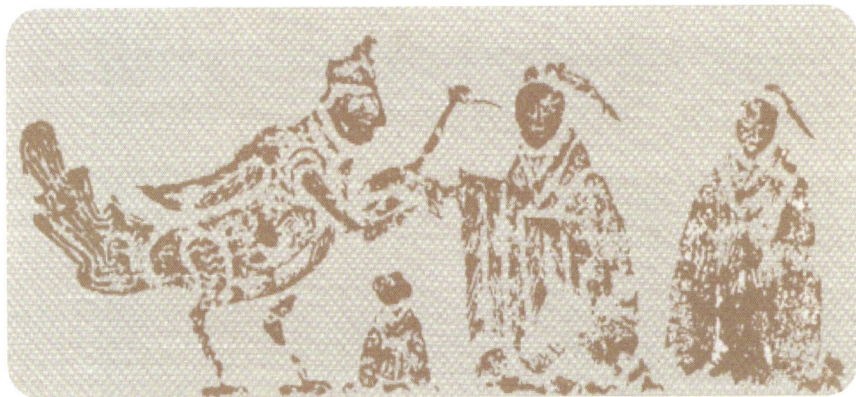

图5-4　扁鹊采药图

　　医家扁鹊师承和传授弟子有一则带有神话色彩的故事，也是说明一种中医传承的方式——师徒相传。扁鹊少年时是旅店的主人，当时长桑君住在他的店中，他们很有话聊，经常一聊就是很长时间。长期的接触，让长桑君认为扁鹊是值得嘱托的人，于是对扁鹊说："我有一些秘方、经验方，现在我年纪有些大了，想把医术传授给你，但是你必须保证不要告诉他人，也不要轻易地传授给他人。"扁鹊答应了长桑君的要求，于是拜长桑君为师，扁鹊得到长桑君的秘方后，长桑君就消失不见了。而后，扁鹊认真阅读秘方，苦学医术，后来就能够针灸治病、透视人体、善于诊脉。因此，扁鹊声名鹊起。

3. 涪翁师徒传佳话

涪翁与郭玉是传承中医的名家。西汉末期战争年代，社会动荡，各个地方的农民纷纷起义。就在这期间，涪城渔父村里来了一个老翁，隐姓埋名定居于此。他平日里喜欢钓鱼，所以他经常在涪水之畔垂钓，一坐就是一天（图5-5）。这个老翁自号涪翁，很热心，平日里看到有人患病他都去医治，没有高低贵贱之分。他的医术精湛，诊脉如神，用针奇效。久而久之，他在涪州一带有很高的威望，深受人们的爱戴。但是，涪翁有个奇怪的习惯，就是轻易不传授医术，当地很多人慕名来拜师学医，均被他一一婉拒。只有程高求教多年，涪翁才把医术传授给他，学成之后，也隐藏行踪，退居乡野给人治病而不去做官。后来，他又带了一个徒弟，名叫郭玉。郭玉年轻时便跟随程高学医。

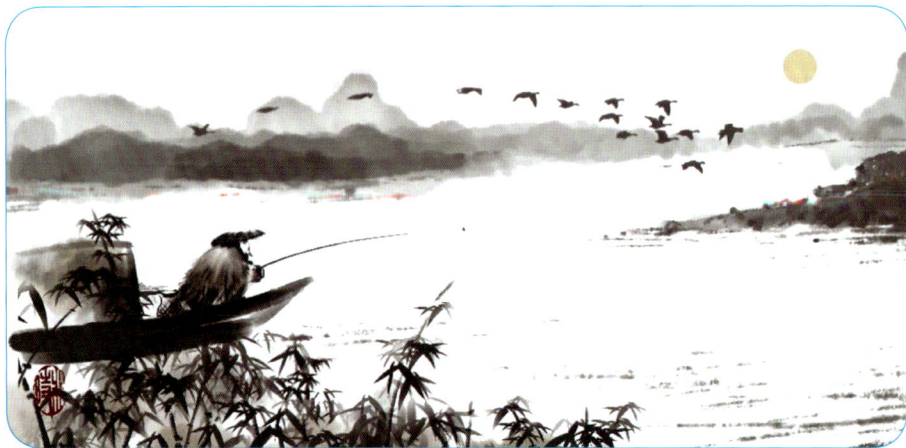

图5-5 涪翁垂钓

　　少年时的郭玉，家庭贫苦，很难维持生计，饱受饥饿贫寒。由于经受过贫苦劳动人民的疾苦，所以励志学习医学，造福百姓。他仰慕程高医生，拜他为师。后来，得其真传，在针灸、诊脉等方面有了很深的造诣。史书称他"治病多奇效"。

　　据史料记载，郭玉为穷人治病，疗效显著，为达官贵人治病，却疗效不佳或不愈。汉和帝对此感到十分奇怪，让一个郭玉曾看过病的贵人换上穷人的衣服去就医，郭玉一针下去，病即获愈。原来，由于富贵者官高势赫，医生怀着惶恐的心情为其诊治，不能做到全心全意，所以医治效果较差。郭玉还指出，治病时患者和医生必须密切配合，平时生活要有规律，注意运动和劳动锻炼，增强体质，就不易患病，即使患病后也容易治愈。

4. 华佗收徒传针术

　　东汉末年的医家，华佗，行医各地，声誉很高，在医学方面有很多成就，精通各科，尤其擅长外科。他发明"麻沸散"用于手术减轻疼痛，并且很重视疾病的预防，强调体育锻炼以增强体质。他模仿虎、鹿、熊、猿、鸟动作及姿态，称为"五禽戏"（图5-6），用于锻炼身体。

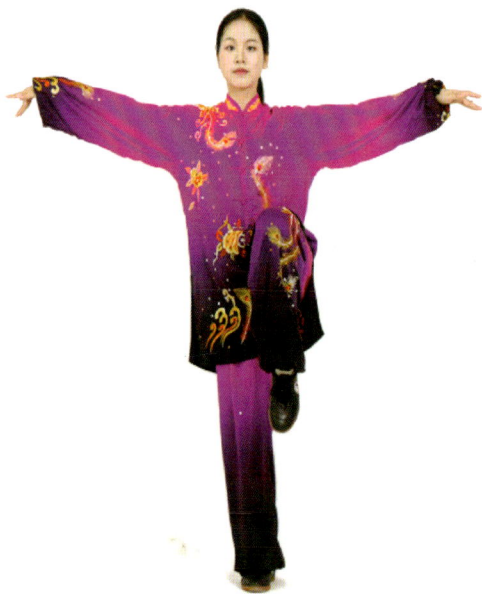

图5-6　五禽戏鸟戏图

图由刘文海提供

　　华佗小时家里是靠父亲教书、母亲养蚕织布来维持生活的，当时兵荒马乱，家里的生活就更不景气。有一天华佗的父亲带他去看比武，回到家后突然肚子痛，病发得很急很重，不久便去世了。母子俩很伤心，把父亲安葬后，家里已没有一分钱，于是华佗就去他父亲的好朋友蔡医生那里拜师学医，每天既要干杂活，又要采草药，还有很多琐碎的事情。但是，他很勤快也很能吃苦，他的师父开始专心教给他医术。经过长时间的认真刻苦的学习，华佗的医术有了很大的进步（图5-7）。成名后华佗也收了很多弟子，其中彭城的樊阿、广陵的吴普和西安的李当之最为闻名，吴普精通"五禽戏"，活到了90多岁，身体硬朗，牙齿坚固。樊阿精通针疗法，别人都不敢针刺人体的背部或者只是在背部浅浅地一刺而已，他却能够在人体背部针刺得很深，且疗效很好。

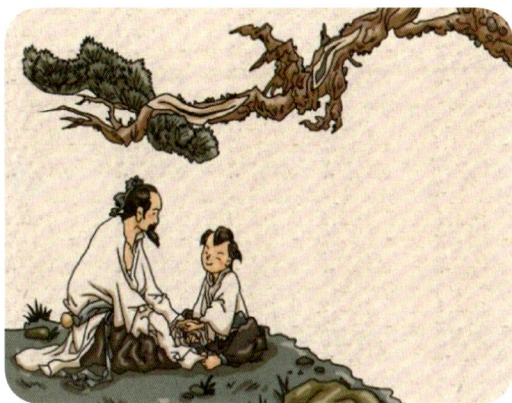

图5-7 华佗为小儿诊病

5. 徐氏家学重传承

徐文伯精通医术，家承中医，擅长针灸。曾有一位宫女得了腰痛连心的一种病，很多医生都诊断为肉症，但徐文伯却诊断为"发瘕"，让人灌了香油，宫女服用香油后吐出如同头发状的东西而痊愈。而后徐文伯带一弟子出游，恰好遇见一个孕妇，这个孕妇正逢难产，徐文伯诊断后令其弟子泻三阴交穴、补合谷穴助其顺产。

徐氏家族是承继家学的一个传承代表。南北朝时期医学中的徐氏家族七代共有 12 位名医，均精通医术、擅长针灸。徐氏家族以徐熙为首，他声誉极高，是徐氏医学传承的创始人。有一天一位道士路过徐熙家的门口，口渴去家里找水喝，徐熙热情地招待他，道士喝完水之后，给他一个葫芦，并说"用医术救人会有很多的收获"。徐熙接过葫芦打开一看，竟然是《扁鹊镜经》一卷，此书在当时是很珍贵很难得到的书籍，因为当时此书被称为"禁方"。于是，徐熙认真学习医书，精心研读，最后成为医术高超的医家，从此把自己的临床经验——传授给他的后代，即徐秋夫、徐道度、徐文伯、徐嗣伯、徐之才等 11 位，父子兄弟世承相传七代。其中有一些广为人知的带有神话色彩的故事，如"徐秋夫用针刺为鬼治疗腰痛"传说，以及"徐文伯泻三阴交、补合谷下胎"，并著《徐文伯药方》三卷、《徐文伯疗妇人瘕》一卷等。

6. 见贤思齐叶天士

叶天士是一个勤学好问的人，信守"三人行必有我师"的古训。不管什么人，只要比自己有本事的，他都希望拜他为师。因此，他的老师有同行、有长辈、有患者，甚至有寺中的和尚。只要他听到某人善治某病，就欣然前往，求师学成后才离去。从 12 岁开始，仅仅 6 年，他除了继承家学外，先后连续求教各家名医，一共有 17 人。叶天士的虚心求教，确实令人肃然起敬。

山东有位姓刘的名医，擅长针术（图5-8），叶天士想跟他去学习医学，只苦于没人介绍。一天，恰巧有位姓赵的患者，是那位名医的外甥，因为舅舅没法治好他的病，特地来找叶天士治病。叶天士专心诊治，给他服了几剂药就好了。姓赵的患者很感激。叶天士趁机请他介绍去拜姓刘的那个名医做老师，这个要求得到允诺。

叶天士就改名换姓去当学生。他在姓刘的名医那里，每逢临证处方，都虚心谨慎地学习。一天，有人抬来一个神智昏迷的孕妇就诊。姓刘的医生候脉后，推辞不能治。叶天士仔细观察琢磨，发现孕妇因为临产，胎儿不能转胞，故痛得不省人事。于是，取针在孕妇脐下刺了一下，就叫人马上抬回家去。到家，胎儿果然产下。姓刘的医生很惊奇，便详加询问，才知道这个徒弟原来是早已名震江南的叶天士。叶天士接着便把为何要向他学习的苦心如实说了出来。姓刘的医生很感动，终于把自己的针灸医术全部传授给他。

叶天士少承家学。他的祖父叫紫帆，名时；父亲叫阳生，名朝采，都精于医术。他是家传的中医。白天，他从师读经书；晚上，他父亲就教他"岐黄之学"。因此，他从小就自学《素问》《难经》及汉、唐、宋、元、明以来诸名家所著之书，博览全书。可惜的是，14 岁时父亲就去世了。他幼孤且贫，为了维持生活，只好一面开始行医应诊，一面拜父亲的门生朱某为师，继续学医。不多久，他在医学上的造诣，就超过了朱老师。但他毫不自满，孜孜不倦，又去寻找别的老师求学。

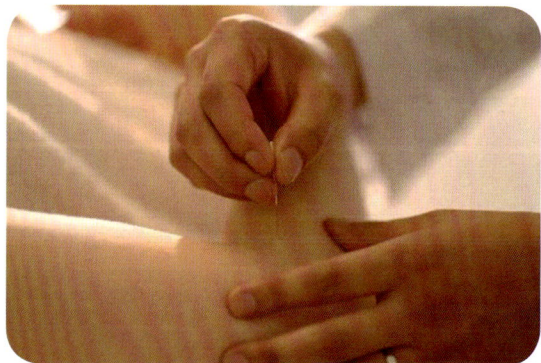

图5-8　针刺

六、针灸流派

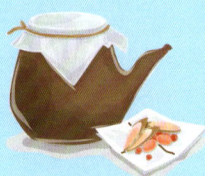

1. 经学代表杨上善

隋代杨上善著有《黄帝内经太素》一本书，这本书保存了《素问》一书的风貌，原书共 30 卷，是研究《黄帝内经》的重要参考书之一，受到现代学者们的高度重视。这本书能够保存至今也是一波三折。杨上善是隋朝时期的人物，隋朝距今已经有 1000 多年的历史了，北宋时无人重视这本书，后来丢失，不知去处。19 世纪时在日本发现了此书的残卷，共 23 卷，但可惜的是丢失了 7 卷，后来由清朝杨守敬从日本带回，从此《太素》回到了中国，一直到现在。通过整理，此书共计 25 卷，是目前最完善的版本。此书在中国经历了 1000 多年的历史，但仍然是有重要价值的中医学书籍，这说明中医文化博大精深，是值得我们去传承的文化。

杨上善对《内经》经典著作进行研究，其研究的是有关针灸的部分。经学派是指从事《内经》《难经》等经典著作研究的针灸流派，其研究内容主要是对经典著作的校订疏证、分类研究及专题发挥等。所以说杨上善是经学派代表人物。他把《内经》分类整理，撰成《黄帝内经太素》30 卷，成为现存最早的《内经》注本。

2. 次注《素问》传经学

王冰小时候就喜欢道家，所以"无为""无欲""恬惔为止""内在养生、外在避世"是他的一贯主张。关于王冰自号启玄子有一则小故事，他有一位老师叫玄珠，这位老师不知道是哪里人，但他对《素问》有很好的研究，王冰在学习时受到这位老师很多的启示，所以给自己起的名字叫启玄子。严谨的学习态度和刻苦的学风使王冰在校勘、注释《素问》时比较完整地保存了原有的版本，只要是他自己所加的字，都用红笔书写，使古今分明，在当时的背景下，这种实事求是的治学态度是令人称道的。王冰的很多书都已丢失，流传在世的只有次注《素问》，这本书不仅体现了他的学术思想，更重要的是结合了他自己的理论和实践对全文做了全面的注释和发挥，使其学术思想得以广泛传播，对中医学的发展作出了重要贡献。

次注《素问》中王冰补入了《天元纪大论》《五运行大论》等篇章，比较客观地反映了运气学说。王冰对《素问》的整理校注说明他是经学派的代表人物之一，此书经整理后就是现在的《重广补注黄帝内经素问》。

3. 经穴考订王惟一

宋代针灸学家王惟一，又名王惟德，曾经是太医局的御医。他在编成《铜人腧穴针灸图经》后，又设计并主持铸造针灸铜人（图6-1）两具，铜人的躯体、脏腑可合可分，体表刻有针灸穴位名，用于教学和考试，在国内外产生了巨大的影响。

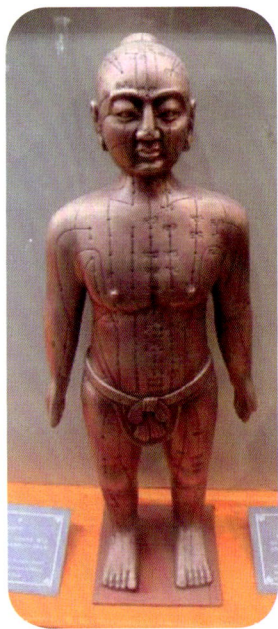

图6-1　针灸铜人

《铜人腧穴针灸图经》（图6-2）书中共记载有354个穴位，统一了腧穴归经，对历代腧穴定位作了校勘考证，并在腧穴主治方面增加了新内容。但是当时腧穴定位没有规范化，教学时既没有教具用来参照，也没有学习定位、练习取穴和考试的模型。

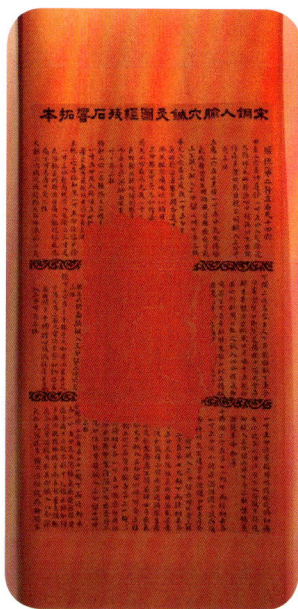

图6-2　宋《铜人腧穴针灸图经》

因此，为了使针灸学习者和临床医生能够准确掌握《铜人腧穴针灸图经》所记载的腧穴定位，朝廷又命王惟一主持铸造针灸铜人模型，以作为对腧穴定位内容的形象对照。王惟一亲自设计铜人，从塑胚、制模到铸造的全部过程，他都和工匠们一起生活、工作，攻克了很多技术难关，终于在1027年铸成了两具针灸铜人。铜人的外形为成年男性，身体外形、比例、大小与正常人体一致，并在铜人的体表刻有人体腧穴及相应的名称，胸腹腔内有脏腑。该针灸铜人是我国针灸学发展史上最早且最珍贵的人体腧穴模型，宋仁宗看后赞不绝口，把它们当作美丽而精湛的艺术品，一具铜人置于医官院，供医学生们学习参考使用，另一具置于大相国寺供鉴赏。

针灸铜人对针灸医学的教育、传承和发展起到了重要作用，王惟一为此做出了不可磨灭的贡献。绘制针灸图经，制作针灸铜人模型是典型的经穴考订派，所以凡是致力于经穴考订工作，并有较大影响和成就的学者，归为经穴考订派。

4. 穴法代表王叔和

　　王叔和，山西人，西晋名医，曾为太医令，精通经史、旁研方脉，著成《脉经》（图 6-3）。其中论述了 50 多个穴位，有 20 余穴未见前人记载。书中对辨证选穴有很多发挥。王氏精于脉诊，把脉诊与八纲脏腑经络辨证结合，先脉后证，最后选择针灸的部位。他重视俞募与五输穴合用，《脉经》中也多处提到辨证用穴。由于辨证取穴是穴法派的理论核心，所以王叔和是穴法派中的代表。穴法派是指临床注重选用腧穴或对腧穴理论颇有造诣的针灸流派。

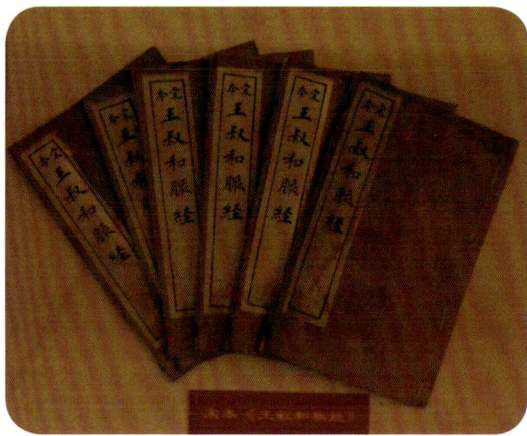

图6-3　王叔和《脉经》

　　王叔和幼年时缺衣少食，在贫寒中度过。严酷的生活状况，使他从小就养成了勤奋好学、谦虚沉静的性格。他喜爱医学，读了很多古代医学典籍，并慢慢学会诊脉治病的医术。他在开始行医的时候，衣衫破旧，家境贫穷，人们都瞧不起他。他只好背着药箱四处流浪，常常吃不饱穿不暖。但由于他对脉学有些研究，渐渐也治好了许多疑难杂症，因此请他看病的人越来越多了，名声也就越来越大，逐渐传遍了整个洛阳城。

5. 徐凤代表手针派

　　注重毫针操作，提高临床疗效的针灸流派皆是手法派。包括毫针进针、出针、候气、行气等基本操作，针刺补泻手法，古典对症刺法，特殊穴位刺法等内容，其中针刺补泻手法备受古代医家的重视，从而成为针刺手法的重要内容。手法派中影响最大的是以徐凤《金针赋》为代表的复式手法派。

　　明代针灸学家徐凤，得到窦汉卿的传承，获得了一些关于医法的书籍，于是认真阅读所传的针书。他在阅读学习时发现这些医书有些复杂、混乱，没有规律，不利于学习，于是在学习中为了让这些知识简洁，边阅读学习边整理书籍，最后著成了《针灸大全》。书中有大量的便于学习和记诵的针灸歌赋，对针灸学习和应用有着重要的推动作用。徐凤重视针刺手法，为此编制了《金针赋》一书，归纳、总结了"飞经走气"四法和"治病八法"，为后世针刺手法的发展留下深远影响。他学习研读各个医家的思想，与九宫八卦理论和窦默的流注八穴相结合，提出了"灵龟八法"和"飞腾八法"，使针刺手法又有了很大提升。

6. 重针太师窦汉卿

　　窦默，字汉卿，自幼喜欢读书，胸怀大志。在他 20 岁时，适逢战事，他被元兵俘虏，家境败落。从元军处逃脱后，他南渡黄河，遇上了河南医者王翁，王翁将女儿嫁给了窦默，窦默从此以医为业。后来他辗转到了河南蔡州，在蔡州遇名医李浩，并跟随其学习针法，学成后返乡，专心从事医疗和教学，以针术闻名于当时。窦默还著有奇书《窦太师针经》，它是一本流传不广的腧穴专书，现仅存有抄本两部，其中一本题作《杨氏家传针经图像》，另一本题曰《玉龙歌》，但均有残缺。此书所载腧穴主治及刺灸法，至今对针灸临床实践仍有重要的参考价值。此书所设针灸之法多因证而设，证不同，相应的治疗方法也不同，从而使针灸法与主治病证成为一个有机的整体，鲜活地反映出临床治疗特色。

　　偏重于应用针刺治病，或对针具、操作等有独到见解、造诣、成就的针灸流派皆是重针派。如医疗针灸针，有广义和狭义之分，广义的针包括各种材质、形制的所有针具，如金针、银针、铁针、石针等及古今九种形状的针具等。狭义的针，一般仅指其中某种针具，如毫针。所以，重针派典型代表人物有窦默和凌云两位针灸大师。

7. 唐代王焘重艾灸

重灸派是指重用灸法防治临床疾病，或对某一类疾病使用特殊灸法、有独特见解、疗效显著的针灸学派。《灵枢·官能》云："针所不至，灸之所宜。"针对部分疾病，常见中药、针刺等疗法治疗效果不佳，则可采用艾灸的方法来治疗。唐代著名医学家王焘是这一流派的代表人物。

其流传甚广的著作《外台秘要》第 39 卷"明堂卷"主论针灸，其中"唯取灸法"集中体现出王焘重灸轻针的学术思想。此外，王焘还十分重视经脉腧穴图（图 6-4），在《明堂序》中说过有经脉而无具体腧穴，则不能

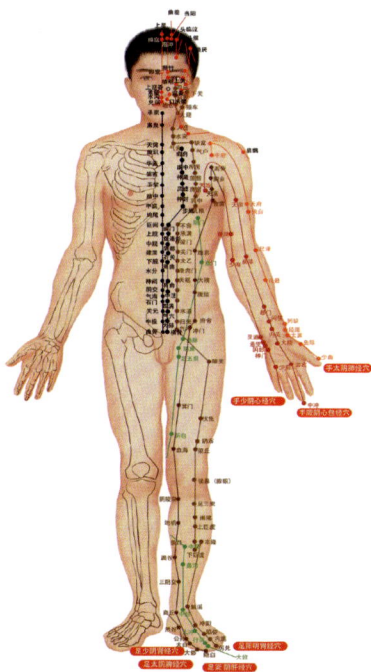

图6-4　人体经脉示意

完全理解经脉会合关系；有具体腧穴而无经脉循行，则不能掌握治疗疾病的关键。于是，他亲自绘出十二幅大型彩色经脉循行挂图，并将所有腧穴都按经脉进行归类，对取穴部位、主治病证作了详细阐述。

据说南宋绍兴年间，有一个叫王超的士兵，后入江湖做了江洋大盗，无恶不作。他年轻时曾经遇到一个得道的仙人，传授给他一套"青春长驻之法"。王超按照这套方法修炼，年过九十还精神饱满，肌肤腴润，健步如飞。他后来犯案被抓，判了死刑。临刑前，问他是否有什么秘诀？他说是艾灸（图6-5）的缘故。每逢夏秋之交他便施灸千壮，久而久之不畏严寒，即使绝食，数日之内也不会感到饥饿，脐下自觉一片温热，故可益寿延年。

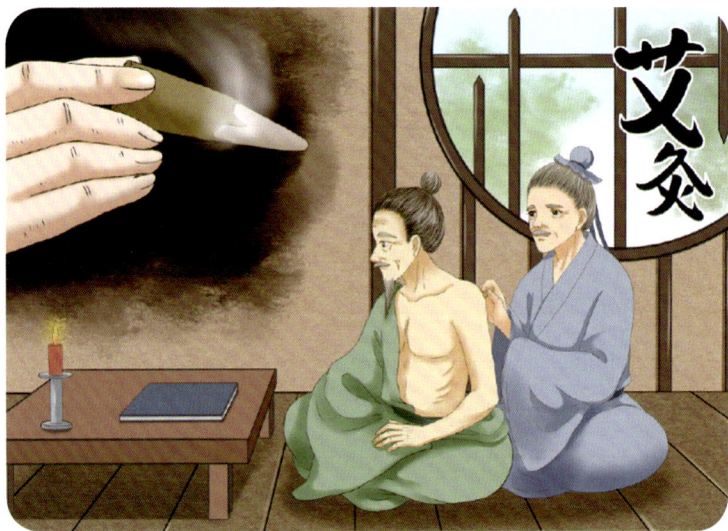

图6-5　艾灸操作

8. 女医鲍姑擅灸疗

鲍姑，名潜光，山西长治人。她出生于一个官宦兼道士家庭。自从嫁给葛洪后，她就成为葛洪的得力助手，长期与丈夫一起炼丹行医采药，跋山涉水，足迹遍及广州、南海、惠阳等地。她医术精良，擅长灸法，以擅治赘疣和赘瘤闻名于世，是我国第一位女施灸家。治疗时以艾灸人身之赘瘤，一灼即消，疗效显著。岭南人尊称她为"鲍仙姑"。

传说一天，鲍姑在行医采药回归途中，见一位年轻姑娘在河边照容，边照边流泪。鲍姑上前一看，见她脸上长了许多黑褐色的赘瘤，十分难看。乡亲们因此都鄙视她，她也找不到如意郎君，所以顾影自泣。鲍姑问清缘由，即从药囊中取出红脚艾，搓成艾绒，用火点燃，轻轻地在姑娘脸上熏灼。不久，姑娘脸上的疙瘩全部脱落，看不到一点瘢痕，变成了一个美貌的少女。她千恩万谢，欢喜而去。

在《崔炜传》中还有这样一段记载：鲍姑仙逝之后化身一名乞丐，在中元节上不慎打破人家酒壶，无钱赔偿，正受到殴打，崔炜路过见她可怜，脱下自己的衣服抵了酒壶钱。鲍姑为表感谢说："我擅长用艾灸治疗赘疣，给你一些越岗的山艾，如果遇到有赘疣的人，只需一炷，即可奏效。"数日后，崔炜遇到一位任姓富翁耳朵起了赘疣，拿出艾试灸，果然一灸而愈。于是任翁出钱十万感谢崔炜。去掉美丽神话不谈，这段记载反映了鲍姑制的越岗山艾疗效极好，灸术名不虚传。

鲍姑死后，岭南人民为了纪念她对医学事业的重大贡献，在广州越秀山下三元宫内修建了鲍姑祠，以志纪念。

9. 医家仲景擅治热

　　热病针灸派是指在临床上偏重于运用针灸等方法治疗热病，并对热病所表现出来的症状、不同证型、不同阶段热病的针灸治疗及预后有独到见解和学术成就的针灸流派。虽然古代中医著作中没有专门治疗热病的针灸专著，但值得一提的是，在《内经》《伤寒杂病论》等著作中对于热病的治疗论述颇多。突出代表人物当属东汉时期著名医学家张仲景（图6-6）。

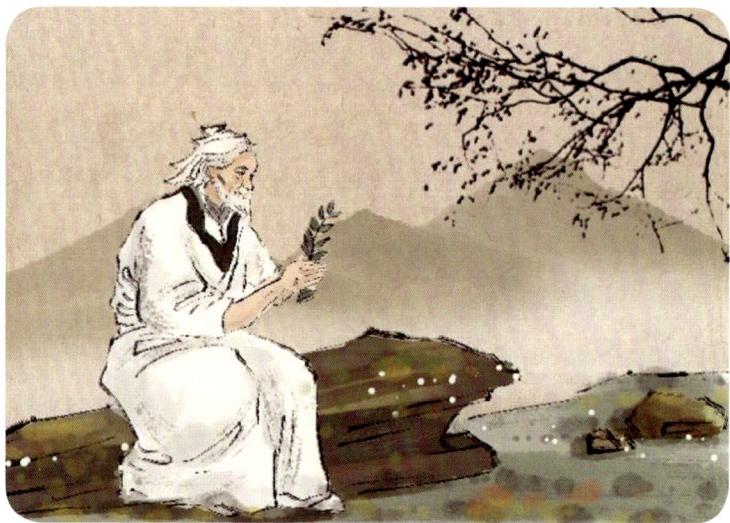

图6-6　张仲景画像

　　张仲景的生活年代正值天下大乱，各国之间兵戈相向，他看到腐朽的政治局面内心感慨，加上疫病流行，自己族人多死于流行病。因此他抛弃仕途，开始从事医学。经过几十年如一日的钻研，他最终撰写出《伤寒杂病论》（图6-7），其中记载许多热病疗法，倡导六经和八纲辨证施治，至今仍然指导临床。他也成为当时"建安三神医"之一，被国内外医家奉为"医圣"。

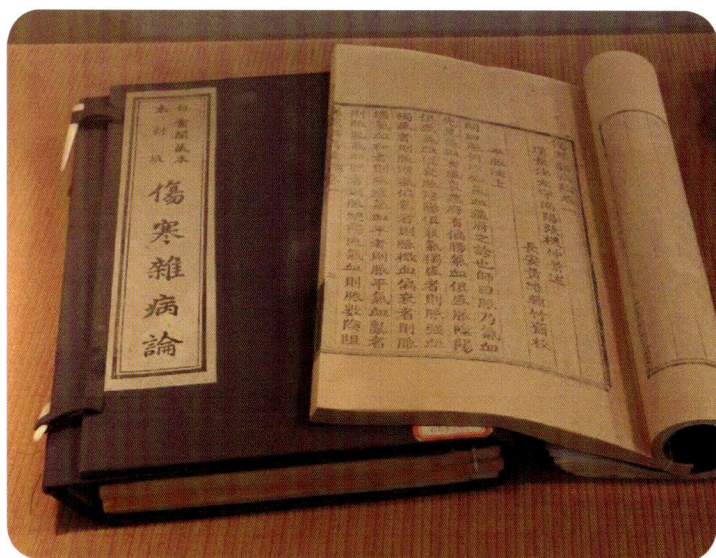

图6-7　《伤寒杂病论》

《金匮要略》中有医案记载：一位王姓女子，25岁，已婚，连续呕吐2天来就诊。2天前出工干农活时，气候炎热，自觉口苦口臭，头痛昏重，胃脘热胀，不发热，吃不下东西，食物吃了就原样吐，全身酸软无力，大便不通，小便也一直是黄色。张仲景诊断为胃部有热导致的呕吐证，用针刺配合中药进行治疗，呕吐明显好转。

此外，张仲景还继承了《内经》的预防思想，并予以发挥，提出了未病先防和既病防变的观点。如《金匮要略》曰："见肝之病，知肝传脾，当先实脾，四季脾旺不受邪。"道出了疾病发展传变规律（图6-8），这些观点对于现代临床治未病的研究具有十分重要的指导意义。

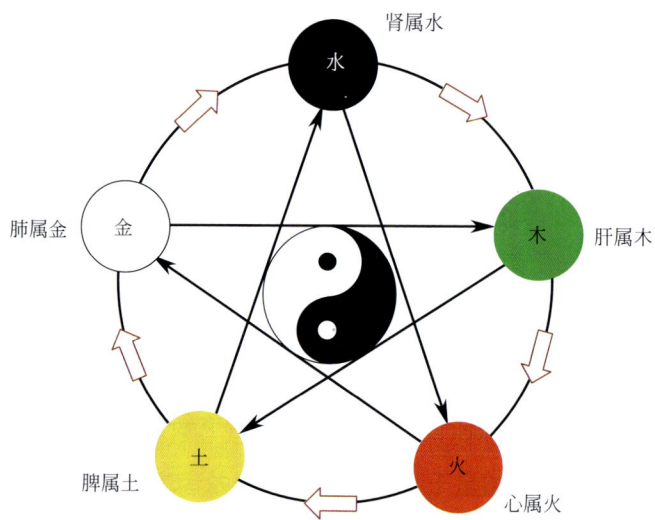

图6-8　五行传变规律

10. 刺营出血张从正

刺营出血派是指以刺血作为主要治疗手段的针灸流派。关于该学派的记载最早源于《内经》，目前刺营出血疗法已经得到人们的广泛认可，在治疗痤疮、痛证等方面起着十分重要的作用。历史上对刺血有独到见解、学术影响最为深远的代表人物当属张从正。

张氏继承《内经》以及晋、唐、宋、金代医家的刺血思想和经验并探索发扬，逐步成为刺营出血派的代表人物。他尤其对其老师，即大家熟知的寒凉派创始人刘完素的学术思想研究更为透彻，张氏的部分理论也是建立在刘完素的"火热论"基础上发展演化而来的。人体内诸多元素皆能生火，一味地温补只能使体内的火热更重，引发更多的疾病。

古书曾有记载：有个应试考生名叫赵仲温，进京赶考时突发急病，两眼红肿疼痛，视物模糊看不清题卷，痛不欲生……后取其上星、百会反复针刺四五十次，取攒竹、丝竹空穴针刺放血二升许，过一日眼疾好了大半，三日后恢复如常人。

11. 万全儿科针灸妙

　　儿科针灸派，即采用针灸技术治疗儿科疾病，对针灸治疗儿科疾病有一定的见解、造诣、学术成就的针灸流派。而本派的代表医家当推明代的儿科专家万全。万全（1499—1582），字全仁，号密斋，湖北罗田人，有"万氏小儿科"的美誉。现在西安市还设有万全堂国医馆。他著有《育婴家秘》《幼科发挥》等著作。根据小儿的生理病理特点，他提出了"三有余，四不足"学说。在治疗上，提倡在药物内治的同时采用针灸、推拿进行治疗。

　　万全治疗小儿惊风多采用灸法。例如，小儿惊风，目斜视而不能转睛，多采用灸风池穴（图6-9）。取艾做成小炷，目左斜，灸右侧风池；目右斜，灸左侧风池。万全对于小儿龟背的治疗也有很好的效果。小儿龟背以小儿脊柱弯曲隆起，状如龟背得名，多由先天发育不良、后天营养不足引起，可灸肺俞（图6-10）二穴。

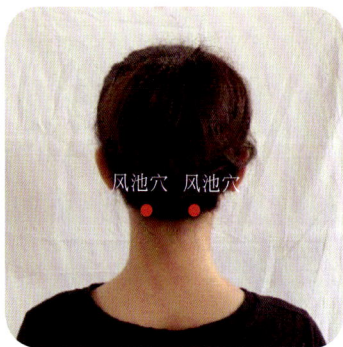

图6-9　风池穴定位

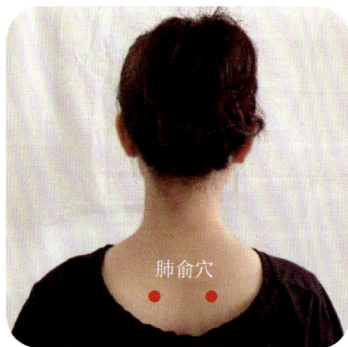

图6-10　肺俞穴定位

12. 南宋自明攻妇科

　　妇科针灸流派，是指用针灸技术治疗妇科疾病，对针灸治疗妇科疾病有一定的见解、造诣、学术成就的一个针灸派别。妇科针灸流派的代表医家首推陈自明。陈自明，字良甫，江西临川人，南宋著名的妇科医家。陈氏世代为医，涉猎内、外、妇、儿等方面，尤善于治疗妇科疾病。其代表著作为《妇人大全良方》（图6-11，又名《妇人良方》），是我国第一部完善的妇产科专书。

　　陈自明善于治疗妇人流产。一妇人怀孕后，却总易流产，为此她十分苦恼，寻医问药多年，并没有很好的疗效。后找陈自明治疗。经过详细问诊后，陈自明选用胞门、子户等穴位进行治疗。经过一段时间的治疗，妇人终于如愿以偿，有了自己的孩子。

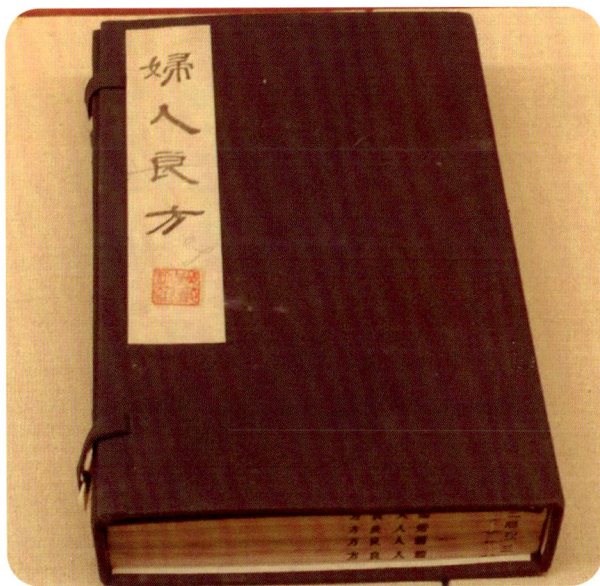

图6-11　《妇人良方》

13. 明代薛己长外科

　　明代著名医学家薛己对隔物灸颇为重视，治疗外科疾病时所选药物多是气味厚重、芳香辛燥之品，功能解毒散结。据传，一日薛己的徒弟上山采药，却不慎被毒蛇咬伤，大腿内侧一片红肿，焮痛剧烈，却未见脓汁。薛己让人将蒜切片大约0.5 cm厚，置于红肿处，施隔蒜灸（图6-12）五十余壮，红肿消了一大半，又服用中药仙方活命饮四剂左右，患处出现了青绿色的脓汁；而后服用十宣散六剂，脓汁溃破，伤处完全愈合。

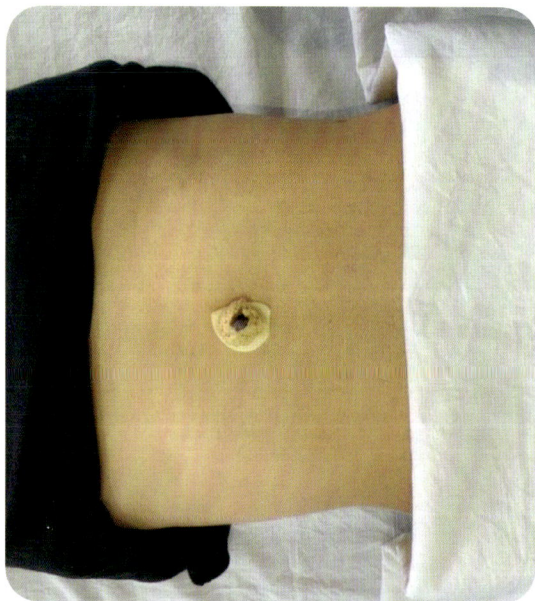

图6-12　隔蒜灸

　　薛己，吴郡（今江苏苏州市）人，明代医学家。所治疾病中，以外科及儿科见长。自幼继承家学，以医为业。他初行医时为外科医生，在正德年间被征为御医。后人总结其医案，汇集成《薛立斋医案全集》，内容包括临床各科，有关针灸的医案达 100 条以上，对针灸学的发展贡献巨大。薛己十分擅长用针砭治疗外科疾病，记载可见于《外科发挥》《外科心法》《校注外科精要》等。

薛己丰富和发展了外科针灸派，是此学派的代表人物。外科针灸派建立于《内经》针灸治疗外科疾病的基础之上，拓宽了针刺和灸法的治疗范围，同时也为外科疾病提供了更多的治疗手段，推动了针灸疗法的进步和发展。

14. 喉科针灸郑宏纲

喉科针灸派，即采用针灸技术治疗喉科疾病，对针灸治疗喉科疾病有一定的见解、造诣、学术成就的针灸流派。喉科针灸流派的代表人首推清代的郑宏纲。郑宏纲（1727—1787），清代喉科医家，字纪元，号梅涧，又号雪萼山人，安徽歙县人，医术益精，求治者众，有"南园喉科"的美誉。他集多年临证经验，最后著有《重楼玉钥》《精选喉科秘要良方》等，为后世医家治疗喉科疾病提供了理论基础和临床指导。

一位患喉病的患者，起初见颈部红肿疼痛，逐渐蔓延至咽部。患者感觉咽中塞满东西。郑宏纲先生仔细看过后，认为是感受了风邪，俗称"风喉"。他采用"开风路针"的方法以祛除风邪，取风府、风池、囟会、少商（图6-13）等穴位进行钊刺，数日后，患者的症状明显好转。

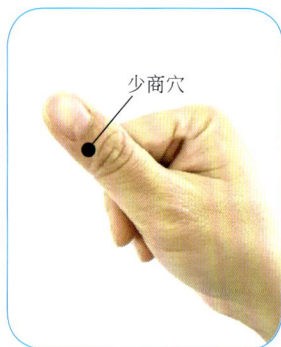

少商穴

图6-13　少商穴定位

15. 李梴治疾独取脐

炼脐派指独取肚脐（神阙）部位，使用不同药物以适当的剂型填敷脐中进行隔物灸的一种特色疗法。根据中医理论，灸法有温阳散寒、助元固本之功。炼脐法正是中医温补派在灸法方面的进一步进展，继而形成了单独选用神阙穴（图6-14）配合药物进行隔物灸以治疗疾病的炼脐派。这一流派的代表医家有李梴、葛洪、王焘、张介宾、吴师机等。

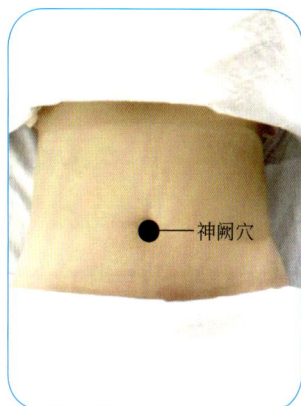

图6-14　神阙穴定位

李梴，明代知名的儒医。隆庆五年，他开始汇集各家学说编撰《医学入门》，同时里面也阐明了自己的见解，特别是其"杂病穴法"歌流传甚广、影响颇大。李氏重元气，多在脐部保健施灸。他强调灸法有温清补泻之功，与"药之不及，针之不到，必须灸之"（《医学入门》）的观点是一脉相承的。

有一次，一个和尚来求医，已经被便秘困扰多年。经询问得知，师傅是寺院的老法师，常年居住的寺庙在山背面，气候常年较为潮湿，见不到阳光，平时肠胃一直不好，身体一片寒象，故诊断为寒秘。李氏运用《医学入门》中记载的炼脐法：用五灵脂、白芷、青盐各两钱，麝香一分研成细末，用荞麦水混匀，放入肚脐中，然后施艾，等到觉得脐中温暖即可，过数日再灸（图6-15）。法师经数次治疗后摆脱了便秘。李氏善于总结和创新，创立了有效的"炼脐法"，为后世脐疗的发展奠定了基础，对隔药饼灸产生了深远的影响。

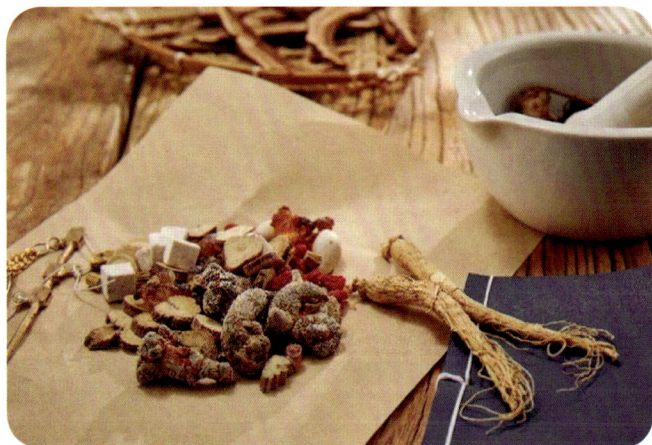

图6-15　温脐方调糊

16. 针药并用孙思邈

　　针药并重派，即主张针、灸、药等治疗方法综合运用治疗疾病的学派。此派强调针、灸、药相结合治疗疾病的优势。针药并重派的代表医家当属孙思邈。孙思邈（图6–16），京兆华原人，隋唐著名医家。他博极医源，著成一部医学巨著，取名《备急千金要方》，晚年又编成《千金翼方》一书。他认为"若针而不灸，灸而不针，皆非良医也；针灸不药，药不针灸，尤非良医也"。故在临证时，对多种疾病，他都是采用针、灸、药兼施，而且临床实践证明他的这种治疗方法确实有效。

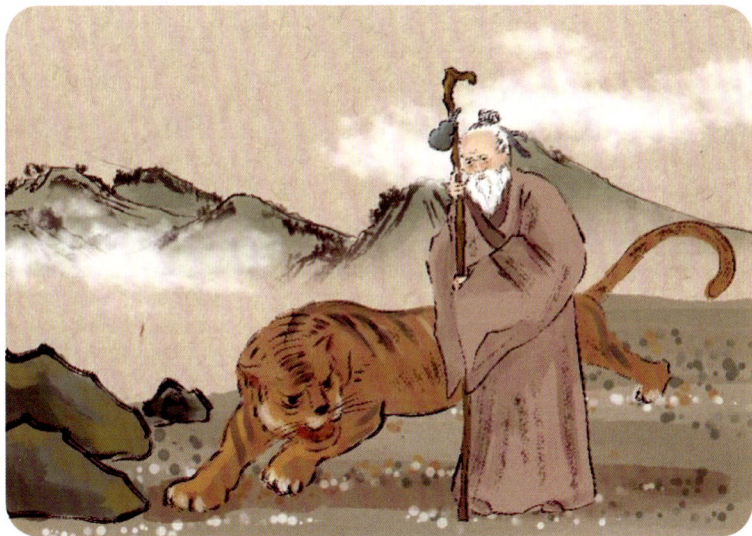

图6–16　孙思邈画像

　　"凡人居家及远行，随身常有熟艾一升。"意思是说，要随身带些精制的艾绒，以备养生保健之需。在灸法上，孙思邈有自己的治疗理念。对于急症的治疗，他提出应该早灸急灸，灸法有针药替代不了的作用。他还提出了隔物施灸法（图 6-17），其中隔姜灸多用于治疗脏腑疾病。

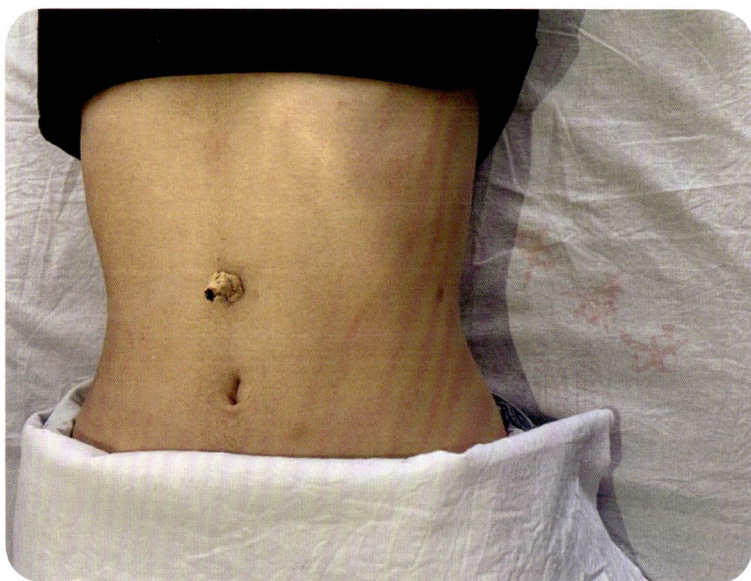

图6-17　隔物灸

17. 穴位贴敷吴师机

贴穴派一般是指将中药贴敷疗法和腧穴结合起来治疗疾病的一个针灸学术流派。早在原始社会，人们就采用树叶、草木根茎之类涂敷伤口治疗外伤，逐渐发现这样能减轻疼痛、止痒止血，甚至可以加速伤口的愈合，这就是贴敷疗法治病的起源。清代的吴师机擅长应用此法，成为贴穴派的代表人物。

他毕生致力于以膏药贴敷为主的中医外治法的研究和实践，对中医外治法做出了重大贡献，被后人尊称为"外治之宗"。吴师机独具匠心地提出"膏药贴敷可以治疗诸多疾病"。据记载，吴师机和其弟吴官业带着母亲曾迁居数地，最后到江苏泰州东北乡居住，每到一处都为当地人们自制膏药出诊，每日救治疼痛、疮疡者达数百人之多，治愈的患者更是数不胜数，得到了当地人们的爱戴和尊敬。吴师机创立和发展了敷贴疗法这个针灸学术流派，成为该流派当之无愧的学术领军人物。

18. 针灸救急属葛洪

东晋时期，有一老妇人，平素身体并无明显不适，只是时而自觉胸中憋闷，并未留意。一日，她与邻居因小事争执，后又发生肢体冲突，盛怒之下，忽然倒地，脸色苍白，头部大汗淋漓，旁人召唤其名字也毫无知觉。家人速去请当地大夫诊治。后根据《肘后备急方》（图6-19）中急救之法"灸鼻下人中三壮""灸承浆十壮"后而愈。

急症针灸派倡导在急性病发作时，宜选用简易、方便的操作方法，所载治法皆以实用、应急、易普及为特点。急症派的代表人物是东晋著名医家葛洪（图6-18）。他结合自己多年经验编成《肘后备急方》。此书是现存最早的中医急症临床诊治专著，为中医急症学的发展起了重要的作用。在本书所载73类疾病中，以救治猝死最具有代表性。

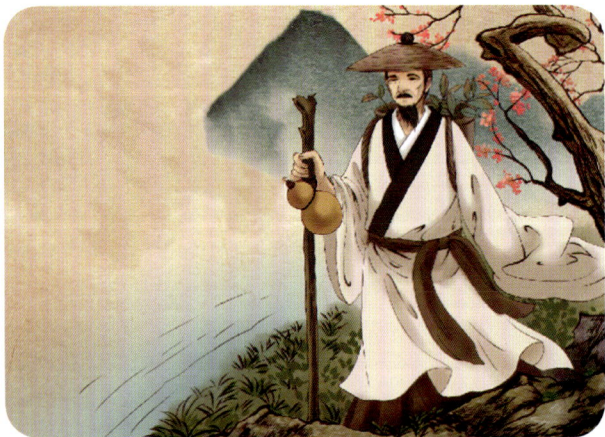

图6-18　葛洪画像

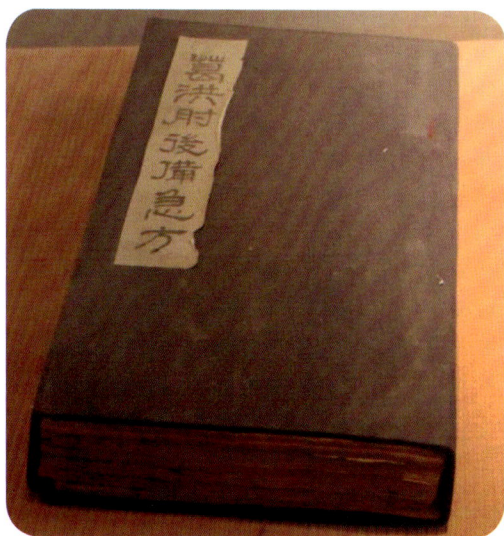

图6-19 《肘后备急方》

　　葛洪在《肘后备急方》中重灸轻针，但并非排斥针刺。其采用治疗急症的要穴以四肢末端为最多，而且用穴精准，如：头部仅选取百会、承浆、人中、地仓等几个穴位。取穴原则主要是重视任督（图6-20），交通阴阳。书中收录头颈部、背部所用穴位和部位共34处，其中17处位于督脉之上，可见葛氏十分重视任、督二脉的作用。

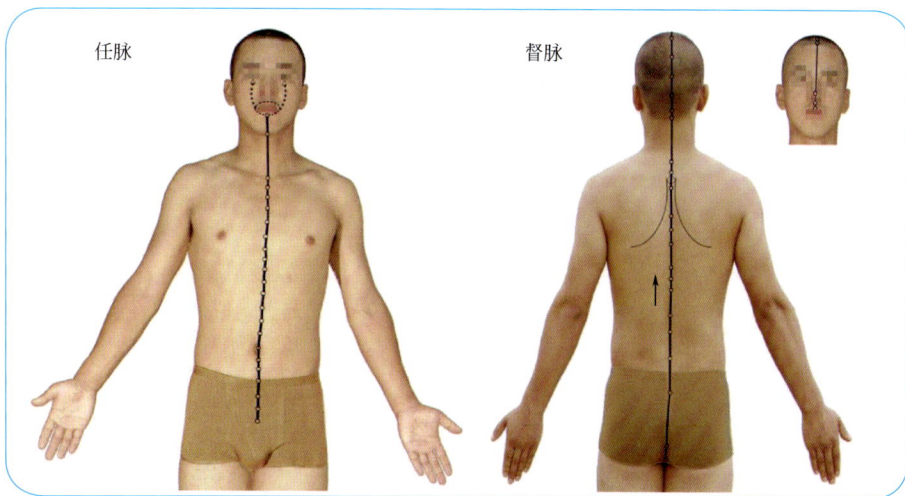

图6-20 任、督二脉经穴

19. 南宋席弘誉江西

　　江西针灸学派，是指以江西区域划分的针灸学术流派。江西针灸学派的代表人物首推席弘。席弘（约生活在1100年前后），字弘远，号梓桑君，江西临川席坊人，南宋时期著名针灸家。其世代以针灸相传，最终形成了席弘学派。他著有《席弘家针灸书》等书，其中，《席弘赋》是席弘学术思想的代表作，集中体现了当时江西地区针灸学术特色及其家学特点，赋中的针灸学术思想与治疗方法至今仍被针灸临床广泛应用。

　　席弘不但重视用针的手法，而且善用烧针针法（图6-21）。治疗冷痹、膝痛、便秘均采用烧针针法。一患者膝间疼痛，每遇寒风时，膝间疼痛剧烈。曾服药治疗，症状并没有好转。后经席弘医治，取穴阳陵泉，将针体烧红，刺入穴位（图6-22）。一段时间过后，患者的膝痛痊愈。

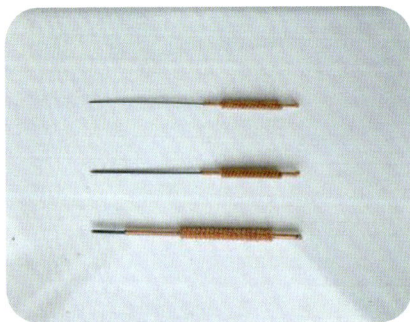

图6-21　火针

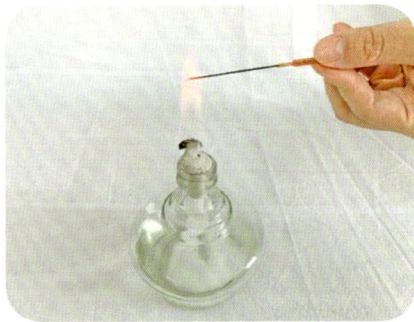

图6-22　火针操作图

20. 郑氏父子创流派

　　郑毓琳先生是我国针灸界的著名学者和临床医家，河北安国人。在学术上，郑老先生经过多年的临床实践和对传统针法的对比研究，形成了独特的治疗针法。郑毓琳先生仙逝后，其长子郑魁山先生继承父业，在郑老先生治学思想和治疗针法的基础上，深入研究，不断提高，形成了独特的"郑氏家传针法"，因其疗效卓著而引起国内外同行的关注。著有《晰灸集锦》《子午流注与灵龟八法》《针灸补泻手法》《郑氏针灸全集》等14部著作。

　　郑氏针法临床重视揣穴，心手合一，创立了针灸的汗、吐、下、和、温、清、消、补的"针刺治病八法"及相关针刺手法（图6-23）如二龙戏珠、喜鹊登梅、老驴拉磨、金钩钓鱼、白蛇吐信、怪蟒翻身、金鸡啄米、鼠爪刺法等，从而确立了针灸治病的辨证思维及临证施治手法，使辨证、选穴、手法有机结合，为后世学者的学习和实践提供了理论依据。

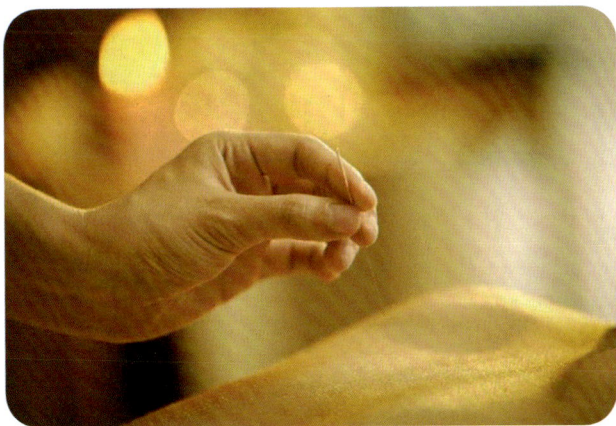

图6-23　针刺手法图

21. 桂派朱琏、罗兆琚

广西自古盛产桂树，历代文人常以八桂咏喻广西。"八桂"一词体现了广西独特的物产特征、文化内涵和历史渊源，因此八桂医学就是指与八桂（广西）地区密切相关的传统医学，包括中医学和民族医学等，在此间孕育而生的八桂针灸流派在针灸学领域又有其独特魅力。

八桂针灸流派兴起于清末，形成于民国。流派更是以罗兆琚、朱琏等为代表，重视针灸经典的研究与运用，注重学术传承与创新，推崇针灸子午流注学说，构建针灸外科治疗体系，倡导缓慢捻针法，形成了颇具特色和影响的桂派针法。

罗兆琚（1895—1945），为广西柳州人，他在晚年时曾自称篁竺老人，是我国近代较有成就的针灸学家和中医教育家。罗兆琚从1924年开始专攻针灸研究，自此更是把毕生心血都倾注于他所钟爱的针灸学。他认为针灸是传统中医学中的珍宝，一直坚持手握银针为广大百姓保障健康。罗兆琚十分重视发挥针灸在外科疾病诊治中的作用，由他首次构建和阐述了针灸外科治疗学学术体系，倡导针药并施，用药多易得之药，选穴讲究实效，在各种外科疾病的针灸治疗中有其独特见解。

朱琏（1909—1978），为江苏溧阳人，是我国现代著名针灸学家。巾帼不让须眉，她虽为女性，却在抗日战争中担任八路军一二九师卫生部副部长，兼野战医院院长，为抗战胜利积极奉献；在新中国成立初期曾担任中央人民政府卫生部针灸疗法实验所（现中国中医科学院针灸研究所）所长。她临证取穴少而精，善于"一针透多经"，重视针刺手法的继承和发展，其中缓慢捻进法是其进针手法的核心，临床治疗患者疗效显著。

同时，朱琏在华北卫校编写了《针灸学讲义》一书。全书约 30 万字，分为绪论、治疗原理、针灸术、孔穴、各论及治疗 5 篇，对针灸学发展起到了极大的推动作用。

22. 澄江学派承淡安

澄江针灸学派是 20 世纪 30 年代以来，在中西医冲突、汇通与交流的社会背景下，由著名中医学家承淡安先生所倡引，以苏南地区为中心，形成在全国中医药界都颇具影响的中医流派。因承淡安先生为江苏江阴人，而江阴在古代一直被称为"澄江"，所以承淡安的针灸思想流派被称为"澄江针灸学派"，并逐渐得到学界认同。

针灸医学自清朝太医院废止针灸科之后日趋衰落。承淡安鉴于此，于 1929 年在苏州创办"中国针灸学研究社"，设立针灸函授班，广传薪火。这是中国教育史上最早的针灸函授机构。他亲自编写教材《中国针灸治疗学》，他还创办了最早的针灸学杂志——《针灸杂志》，扩大了针灸医学在国内外的影响，促进了针灸医学的推广应用。

针灸医学传入日本后，颇受重视，一直盛行不衰，各地举办了多所针灸专业学校。1934 年秋，承淡安东渡扶桑，考察日本针灸现状和办学情况。历时 8 个月，他参观了日本各地针灸学校，与针灸界人士切磋学术，相互交流。在日本他发现了国内早已亡佚的滑寿之作——《十四经发挥》古本，并将之携带回国后进行校注刊行，为弘扬中医针灸学术、发展对外交流做出了贡献。

1935 年，承淡安从日本回国后，决定以中国针灸学研究社为基础，附设学校，汲取日本办校中有益的经验，结合该社的具体条件，创办了"中国针灸讲习所"。1936 年 7 月，他创办"针灸疗养院"，设病房和门诊治疗室，为学员提供了见习和实习基地。翌年，讲习所更名为"中国针灸医学专门学校"。该校培养出一批成绩优异的学员，分散全国各地，为此后针灸事业的发展播下了种子。1954 年，江苏省人民政府聘任他为江苏省中医学校校长。

　　承淡安在教学医疗之余从事著述，毫不懈怠。他一生撰写论文数十篇，出版医著 12 种，译作 4 种，主要著作有《中国针灸治疗学》《针灸治疗实验集》《中国针灸学》《校注十四经发挥》《铜人经穴图考》《针灸精华》《伤寒论新注》等，为弘扬中国针灸提供了大量有价值的文献资料。

23. 刺血绝学王秀珍

王秀珍是我国现代刺血流派的第一人，她所擅长的刺血疗法是她的家传绝学，传承了家族几代人的独特中医针刺绝技。王秀珍从小不仅熟读医书，对于其他知识更是博采众长。她十多岁时已能够独立出诊。后来王秀珍投身革命，更一度在中共中央西南局时任邓小平同志机要秘书，之后，自愿回地方从事医疗工作。"文革"期间曾多次赴京为中央领导看病。

她一生淡泊名利，专心从医，将家传绝学贡献出来，诲人不倦。她历时数载积极推广刺血疗法，全身心投入到临床工作，发表学术论文百余篇，并著《刺血疗法》一书，对于刺血疗法治疗疾病方面进行了深入研究。至20世纪80年代末期，她已治疗全国各地患者二十五万多人次，治愈大量疑难杂症。

24. 眼针疗法彭静山

眼针疗法是指针刺眼球周围、眼眶边缘的穴位，以治疗全身疾病的方法。此疗法在传统医典上并没有记载，它是在多年前，由著名中医彭静山教授根据自己多年的行医经验和对中国传统医药的研究所创制的。经过其弟子的发展，现在已经形成了一套独立完整的体系。

彭静山，著名针灸临床家、教育家。15 岁学医，受教于一代名医马二琴先生，22 岁时开业行医，临证近 70 年，精通内、外、妇、儿、针灸，提倡针药并用，临床经验丰富。1960 年，彭静山先生因遭受迫害而失去听力，在此后的临床实践中听诊受挫，他却迎难而上，克服听力困难，潜心研读古书，根据《黄帝内经》"观眼察病"和《证治准绳》对眼的脏腑划分理论，于 1970 年首创眼针疗法。

眼针疗法自 1982 年公布于世，诸多学者分别对此种疗法进行临床研究和实验探究，其临床和解剖学的试验结果大大肯定了彭氏的眼针穴区划分和眼针疗法的临床应用价值，使眼针疗法得到迅速推广和应用，并在海内外针灸界产生较大影响。眼针操作简单、疗效显著、适应证广，可以治疗全身的常见病，尤其对中风偏瘫和各种疼痛疗效确切。彭氏总结其多年临床经验，著有《彭静山观眼识病眼针疗法》。该书较为全面地阐述了眼针疗法的操作技巧、精练讲解了眼部周围的划分理论，概述了眼针具有止痛消肿、安神定志的功能作用，对针灸教学、科研、临床都有重要的参考价值，为许多针灸工作者、针灸爱好者提供了参考的范本。

25. 头针疗法成流派

　　头针疗法是在传统针灸医学的基础上发展起来的，它所用的穴区和经络、穴位、脏腑有着密切联系，它的穴名反映了经络、穴位等理论和特点。1984 年 5 月在东京召开的世界卫生组织西太区针灸穴名标准化会议经讨论制定了头针穴名标准化方案。它的方案要按照分区定经，经上选穴，并结合古代透刺穴位（一针透双穴或三穴）方法原则来制定（图 6-24）。

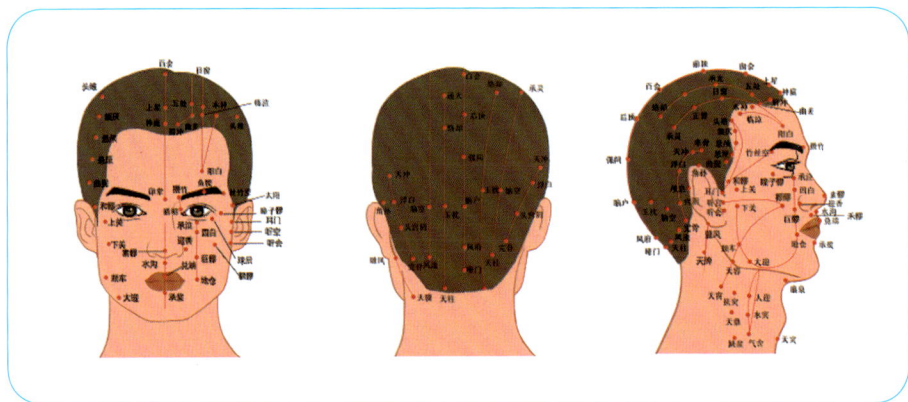

图6-24　头部穴位示意

　　1953 年 10 月，黄雪龙在《针灸新疗法与生理作用》中介绍了人体大脑头部与大脑皮质的关系，开启了现代头针发展的进程。在国内一直到 20 世纪 50 年代，方云鹏提出了伏象与伏脏学说，发现了头部新的穴位区，总结出七个穴位区。60 年代初，经过汤颂延的深入研究，在头皮上确定若干点、线、区，并开始逐步在临床上开展用头皮针治疗疾病，临床疗效很好。

　　70 年代初，山西的焦顺发根据头颅标志设立标定线，确定 16 个刺激区

（图6-25），之后又有所增加，于1971年出版《头针疗法》，该法在仅仅5年内很快在全国20多个省市得到推广和运用。1982年焦顺发的"头针"使得头针在全世界范围内流传，联合国卫生组织也承认头针是中国发明的。这使得头针在全国范围内得到了空前的发展。

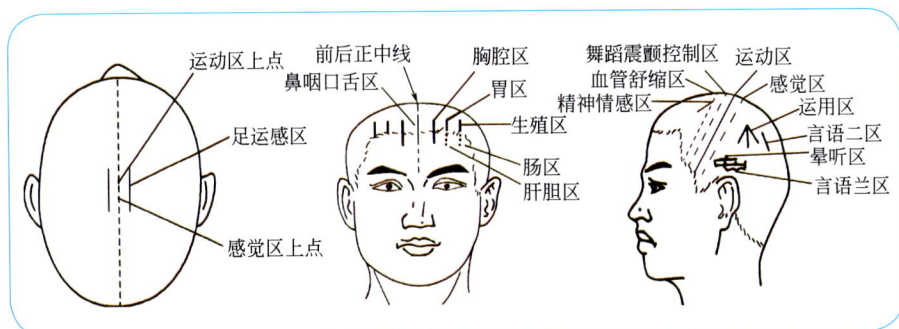

图6-25　头针穴位图

依托古代针灸典籍与传统针灸的传承，经过现代几十年来各界针灸人士对头针的研究，头针（图6-26）的治疗方式逐步标准化。头针主要适用于治疗脑源性疾患，也可治疗腰腿痛，还可以应用于外科手术的针刺麻醉。

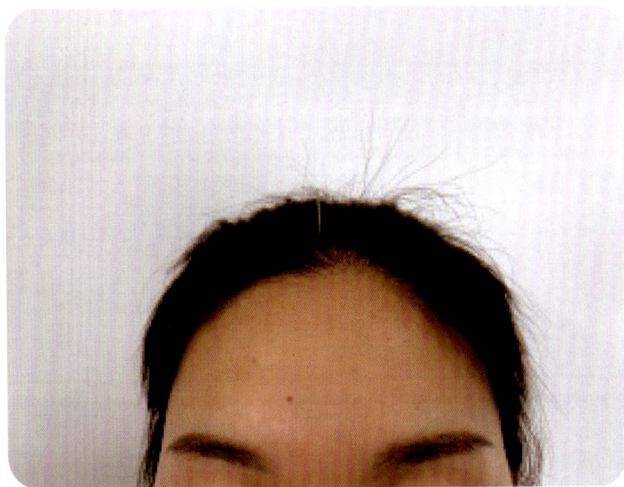

图6-26　头针治疗

2006年中国针灸学会组织在国家中医药管理局委托下，制定了12项中医药标准化项目，其中包括由长春中医药大学王富春教授带领的课题组承担的《针灸技术操作规范第二部分：头针》（图6-27）项目的编制任务。现在，该项目已经完成并在2008年7月1日由国家标准化管理委员会正式发布实施。这个项目是长春中医药大学历史上第一次主持的行业国家标准，并且此项科研成果获得了2008年吉林省科技进步三等奖，彰显了该校在头针研究方面的领先学术地位。

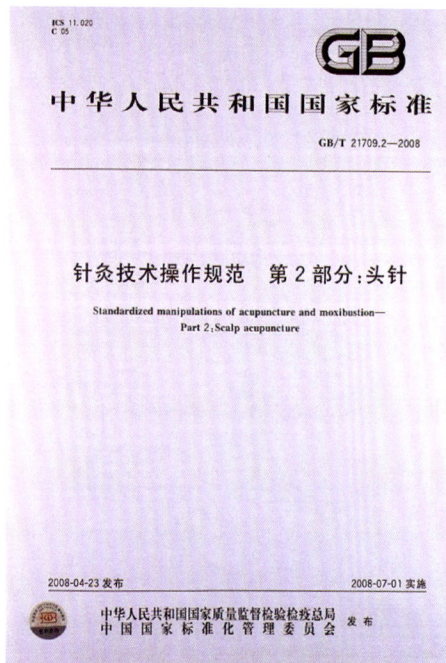

图6-27　头针国家标准化

2010年6月10日由长春中医药大学承办的世界针灸学会联合会头针行业标准制定国际研讨会（图6-28）在长春举行，来自中国、美国、日本、韩国、英国、澳大利亚等9个国家和地区的针灸专家及课题组成员20余人出席了会议。会议中各国针灸专家分别介绍了头针在本国和本地区的运用情况，充分肯定了头针疗法在临床治疗中的重要作用，并就该标准草案中头针的概念、定义、进针手法、施术方法、英文翻译等基本内容展开了认真的讨论，提出了许多好的意见和建议。会议决定，工作组将对此会议专家提出的意见进行汇总、讨论，提出明确处理报告，反馈给工作组成员。在此基础上形成新的标准草案征求意见稿，利用网络、通信、国际会议等多种渠道再一次进行更广泛的意见征询。

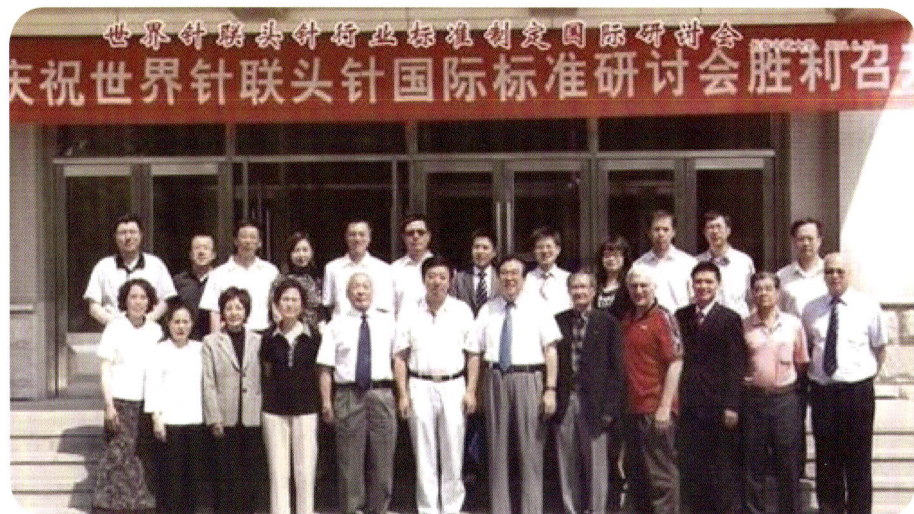

图6-28　世界针灸学会联合会头针行业标准制定国际研讨会

26. 金针流派王乐亭

　　王乐亭（1895—1984），名金辉，号乐亭，河北省香河县王指挥庄人，曾考入中国大学学习，两年后，弃学从医，拜北京针灸名医陈肃卿为师。他以"金针"起家，人称"金针王乐亭"。1953年，王乐亭被聘至北京中医学会。他曾任北京市第二中医门诊部顾问，北京中医医院针灸科医师，北京第二医学院（现首都医科大学）教授等。《金针王乐亭》一书是对其学术思想和临床经验很好的总结。他提出的"手足十二针""五脏俞加膈俞""督脉十三针""老十针"等针灸组方，在针灸处方学发展中占有重要的学术地位，目前仍被广泛应用，极具研究价值。

　　王乐亭幼时，曾和乔书阁老师学习汉语，深得乔老师的欢心。乔之祖父为清代当地的典狱官，曾得一南方人的祖传秘法，用六寸银针透刺双侧曲池至臂臑穴治疗淋巴结核。乔书阁老师便把它传授给王乐亭。王乐亭用此法治愈了很多患此病的患者。后偶然结识当时名针灸医师孙祥麟，对他甚为赏识。王乐亭发现孙氏所用针具皆为金针，对他启发很大。因为他在读书时曾多次读到"以金造针更佳"，但从未见过真正的金针。随即到某金店打制一套金针（包括各种型号的毫针与六寸金针），从此之后，王乐亭老医生开始使用金针，为民众医治疾苦，而且逐渐地获得了"金针王乐亭"的称誉。

七、针灸交流

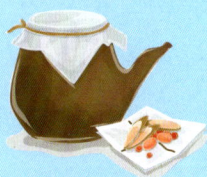

1. 针灸精诚传芳邻

　　针灸作为中医的一种特色疗法，由于其简便、效奇的特点，很久以前就受到了周边国家的青睐，而其对外传播的过程也成为一种十分独特的文化现象。从 6 世纪前后，针灸传入周边的朝鲜半岛和日本，开始了迄今为止长达 1500 年之久的全球化之旅，已经传播到了 140 多个国家和地区，时间之长和地域之广都是十分罕见的。现在我们在很多日韩的影视作品中都能看到针灸对当时社会的影响。

　　6 世纪左右至 15 世纪末，约 1000 年间，针灸主要在我国周边地区，如朝鲜半岛、日本、越南、印度尼西亚等地区传播。这个阶段的传播大致分为东、西和南三个方向。针灸向东部的朝鲜半岛和日本以及向越南的传播最成功。这些地区早期与中国的文化同源，都以汉语为传播载体，人员相互往来频繁，所以把中医针灸原汁原味地传播过去，尤其是日本，不但很好地把中医针灸继承和保存下来，还有所发展，丰富了针灸的理论和实践，如日本医生发明的管针法和打针法。

　　日本的江户时代（1603—1867），跨越中国的明清两朝，是日本针灸医学历史上发展最快、成就最为突出的时期。江户针灸医学的兴盛是有其历史根源的，随着战乱平息，国家统一，文治政治促进了学术的繁荣。德川纲吉将军诏令振兴针灸，针灸医学得到了国家最高统治阶层的扶植。部分著名针家升任高级医官，获法印、法眼、检校等较高荣誉，享受较高的生活待遇，这就给针灸医学的腾飞带来了极好的机遇。因此，这个阶段针灸名家辈出，他们充分施展才能，创造出了非凡的业绩，使江户时代成为针灸医家的"黄金时代"。尤其可贵的是，以创作日常生活场景闻名的日本浮世绘派画家，创作出了许多针灸题材的画作，形象生动地展现了当时针灸疗法的盛况，画中既有专业针灸师，也有普通民众，从中也可以一瞥古代经典针灸方法的原貌（图7-1）。

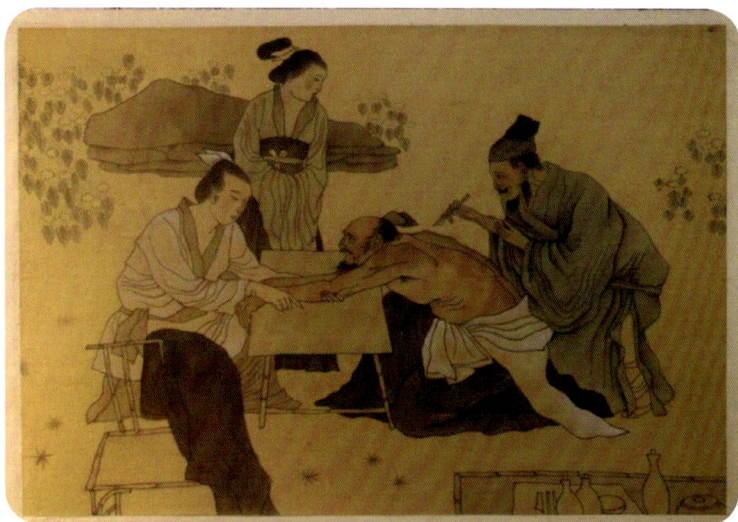

图7-1　村医行医图

针灸向西域的传播则很有限。自汉代开始，古人就开辟了沟通中国和中亚、西亚、南亚直至地中海东岸的陆路和海上通道，被后人称为"丝绸之路"（图7-2）。除了丝绸，这些陆路和海路通道还输送许多其他物品，同时传播着各种文明和文化，针灸作为我国传统医学中独特疗法，为丝绸之路开辟过程中维护人员健康发挥了重要作用，同时因为其简便廉验的特点，在丝绸之路沿线受到了当时域外人们的追捧与喜爱。

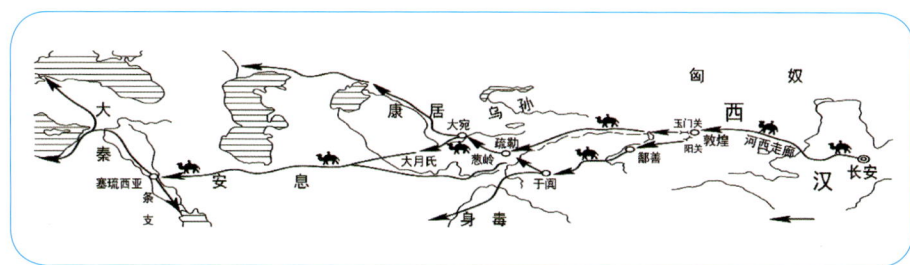

图7-2　陆上丝绸之路路线图

2. 针灸热袭欧美域

历史学家称15—17世纪为"大航海时代"，世界各地尤其是欧洲发起的广泛跨洋活动，第一次将地球上各大洲沟通起来，并随之形成了众多新航路。

明清之际，中国政府多次实施海禁，禁止中国人赴海外经商，也限制外国商人到中国进行贸易，与西方进行大量贸易往来的印度尼西亚和日本因此成为针灸向西方传播的重要驿站。此时，在欧洲，针灸悄然兴起，东印度公司驻雅加达的一位牧师患痛风，经来自中国的一位女医生治疗后疼痛奇迹般地消失了。痛风是17世纪欧洲贵族的流行病，主要病因是进食大量肉类（特别是海鲜）及过量饮酒，缺少有效治疗手段。这位牧师敏锐地注意到针灸治疗痛风的价值，迅速收集有关资料并整理成书稿，于1675年在荷兰出版，很快引起了针灸在荷兰、英国、德国、法国等国家的流行。

针刺疗法于1683年传入欧洲，其间荷兰人 Willem Ten Rhigne（1647—1700）为针灸在欧洲的传播起到了至关重要的作用。

Willem Ten Rhigne 是当时在日本交流学习的欧洲医生，在第一次坐船从出岛去京都的途中，他目睹了一位士兵自己扎针治病的过程："一位护卫士兵由于天气太热，喝了很多凉水解渴，随后感觉胃部剧烈疼痛，伴有恶心、呕吐，持续数日也没有好转。他看到士兵在自己的左上腹部针刺了4个部位，用一个小锤子把针刺入约一横指宽，并且捻转针柄，最后用手按压针刺部位把针拔出来。然而，在针拔出后，针刺的部位并没有出血，只有一个非常微小的刺痕。经过这次治疗后，疼痛消失了，士兵恢复了健康。"也许正是这次特殊的经历，促使他积极学习针灸疗法，并将针灸介绍到欧洲。

　　1670—1680 年，Rhigne 生活在苏门答腊岛的西岸，开始整理他了解的东方医学思想。1683 年，他的专著《论关节炎》由英国皇家学会资助，在伦敦用拉丁文出版，其中有一节题为"论针刺疗法"，专门介绍这种方法。虽然这不是西语文献中第一次提及针刺，却是第一篇向欧洲系统介绍针刺疗法的文献。Rhigne 罗列了他所知道的当时西方医学界所使用的各种不同材料、形状和用途的针具，最后得出结论，认为中国人用针治病的方法最独特，因此创造了拉丁语单词 acupunctura（acu+punctura），今天使用的英文"acupuncture"就源自这个词。

　　目前，针灸凭借其独特疗效在欧洲许多国家都得到了认可与肯定，部分国家更是通过立法的形式为针灸在本国发展提供多种便利与指导。

3. 针灸遍济普非众

现在行走于中国的中医药大学之中，我们很容易遇到来自非洲的留学生（图7-3）。他们身处异乡却因为中医针灸的独特魅力不远万里来到中国，大多缘于我国援助非洲医疗队在非洲工作期间，运用针灸疗法对很多疾病都能达到很好的治疗效果，针灸的神奇与独特魅力不断吸引着他们。向援非医生进行简单学习不能满足他们对于针灸的渴望，因此，他们更愿意专门来到中国学习针灸疗法。来到中国，他们能够系统、详细地学习针灸技术，以便日后可以把中医针灸带回非洲，服务更多非洲患者。

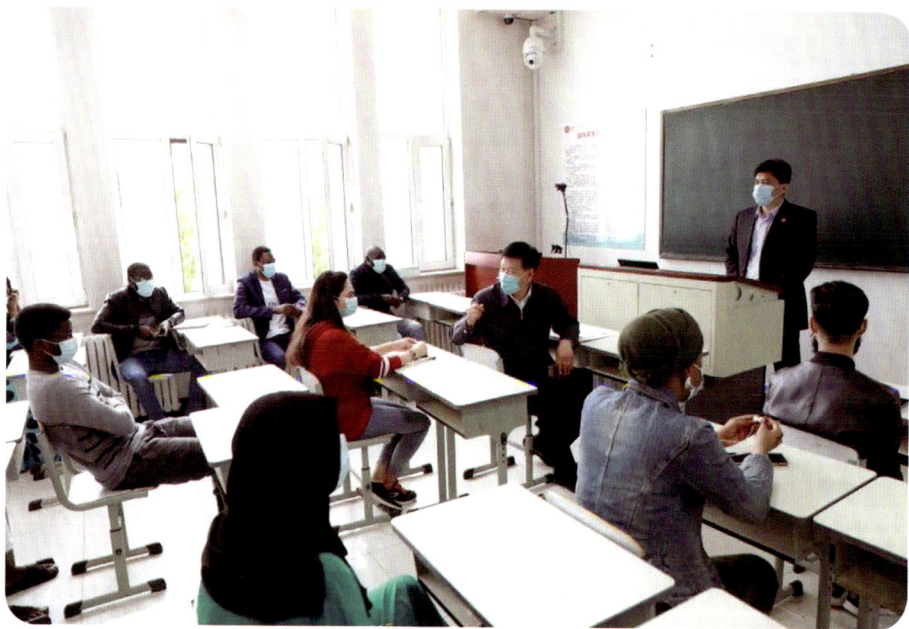

图7-3　非洲留学生在中国学习针灸

从1963年我国实施援非医疗项目开始至今，53年间我国曾无数次派遣医疗队赴非进行医疗援助（图7-4），其中便有许多和陈峰一样的针灸医生。他们在非洲为患者解除病痛的同时也将我国中医的精粹——针灸，在当地传播开来（图7-5）。我国援非的很多针灸医生都曾为非洲国家的领导人进行过针灸治疗，并取得优良效果，他们中的部分人更是得到这些国家元首的充分肯定。

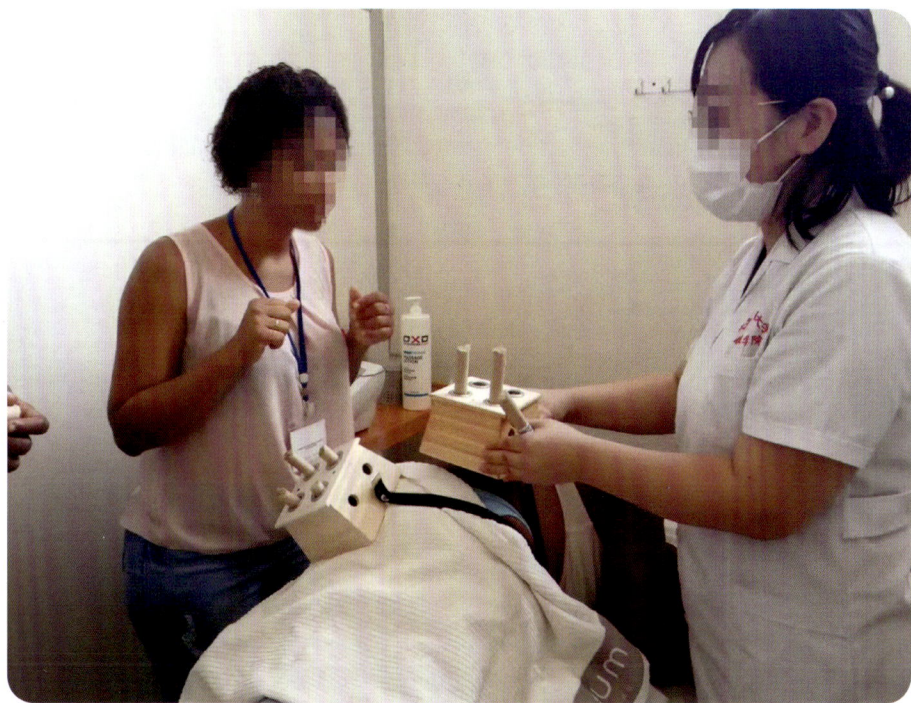

图7-4　我国援非医疗队员为非洲儿童进行针灸治疗

在非洲工作了9年的我国原外交部部长李肇星曾回忆说："非洲54个国家我去过48个，在那里，最受欢迎的中国人就是中医针灸医生。非洲的一个朋友告诉我，差不多每4个非洲朋友，至少有一个人看过中国大夫，其中包括中医。在非洲，我至少见过有3个国家的总统感谢针灸，而现在针灸在非洲更是被越来越多的患者所接受和喜爱。"

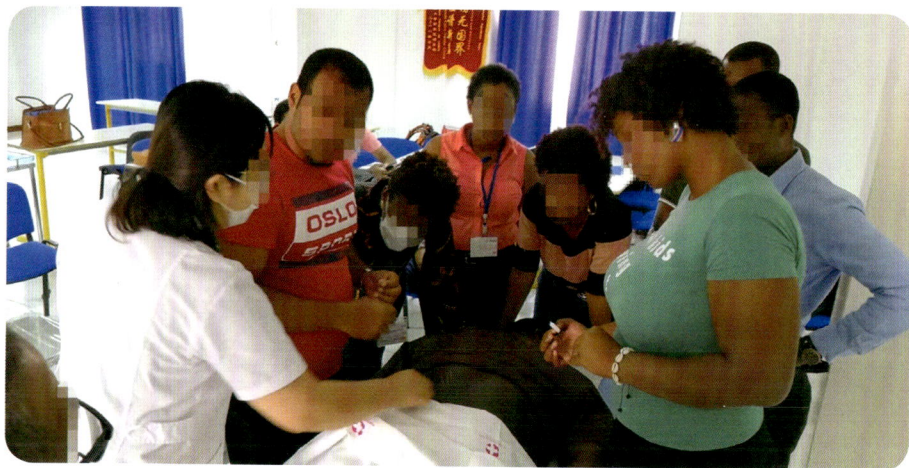

图7-5　非洲患者在接受针灸治疗

4. 针灸治病惠全球

1987 年 11 月，在中国北京成立了世界针灸学会联合会（图 7-6，简称世界针联）。1998 年，世界针联与世界卫生组织建立非政府性正式关系，是世界卫生组织非政府组织成员机构之一，总部设在中华人民共和国首都北京。联合会宗旨是促进世界针灸界之间的了解和合作，加强国际间的学术交流，进一步发展针灸医学，不断提高针灸医学在世界卫生保健工作中的地位和作用，为人类的健康做出贡献。成立以来，世界针联先后于中国、法国、日本、美国、韩国、加拿大、意大利、土耳其、西班牙等国家召开学术会议，探讨针灸对于全球疾病的作用。

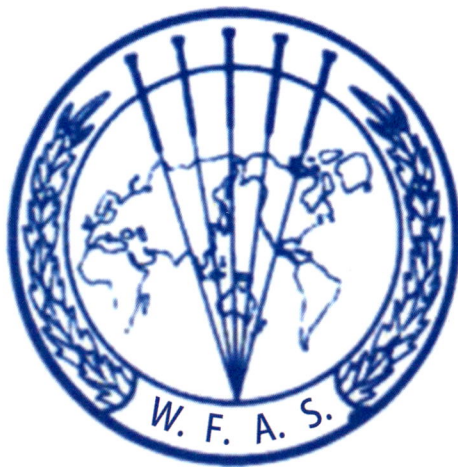

图7-6　世界针灸学会联合会会徽

自 1972 年针灸治疗在内达华州和加利福尼亚州合法化后，美国各州政府自行决定是否立法，目前美国有 44 个州和华盛顿特区立法承认针灸，准予办理执照或注册登记，为患者提供针灸服务。

　　加拿大自1973年首次对针灸立法至今，已经41年。从1973—2014年有5个省立法，全国几个主要大省均已针灸立法，涵盖人数已占全国的88%。针灸还在墨西哥、巴西、哥伦比亚、阿根廷、厄瓜多尔等国家获得合法地位，中医针灸被古巴纳入国家医疗保健体系。

　　2010年11月16日，联合国教科文组织保护非物质文化遗产政府间委员会第五次会议当日，在内罗毕审议并通过将我国申报的具有丰富的代表性、实践性和技艺性，经千百年积累、总结且至今还难以用现代科技所替代的"中医针灸"列入"人类非物质文化遗产代表作名录"。自此，针灸将会以中国"名片"和"使者"的形象赢得和吸引世界各国医疗科研机构的关注和人们的认可。

5. 针刺麻醉震全球

著名画家汤沐黎由于一个特别的机缘，目睹了针刺麻醉的全过程，这一切令他非常震撼。汤沐黎把这一场景用油画的形式呈现了出来，并命名为《针刺麻醉》。1998年2月，中华五千年文明展在美国纽约著名的古根海姆博物馆隆重开幕。油画《针刺麻醉》作为中国美术馆的藏品，参加了展览。

翻看历史，我们发现了关于针灸麻醉这样的故事：1971年7月，《纽约时报》专栏作家詹姆斯·赖斯顿在访华时患了急性阑尾炎，在北京协和医院做手术。术后第二天，赖斯顿腹部胀痛难忍，中国医生为他做了针灸治疗，效果显著。随后，赖斯顿在《纽约时报》头版发表了亲身经历针灸的文章《我在北京的手术》，成为针灸传入美国的历史性标志。同时我们可以看到，这个针灸故事与阿波罗飞船登月事件一道刊登于当天的纽约时报头版，似乎预示着针灸或者说中医在美国登陆是另一个阿波罗登月那样的事件。可以说赖斯顿等记者的报道就像星星之火，点燃了美国人民对于针灸的热情。

1972年2月21—28日，美国时任总统尼克松应邀访问中国，他"伸过世界最辽阔的海洋"和周恩来总理握手，开启了发展中美关系和人民友谊的新进程，轰动全球。尼克松访华期间，我国政府向美国人民赠送许多具有民族特色的礼品，其中就有外文出版社出版的英文版《中国针刺麻醉》（*ACUPUNCTURE ANESTHESIA IN CHINA*）。

在今天，针刺麻醉凭借其更简便的操作方式、更好的脏器保护作用、更好的卫生经济学效益，在临床中一直沿用。上海中医药大学附属曙光医院从1959年至今，在临床手术操作中均采用了针刺麻醉作为传统麻醉方式的有效补充。